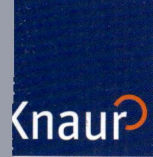

PROF. DR. MICHAEL HAMM

unter Mitarbeit von
Dipl. oec. troph. Ulrike Tanzer

Gib Krebs keine Chance

Lebensmittel, die das Krebsrisiko senken

www.knaur-ratgeber.de

4

5

Liebe Leserinnen und Leser,

bei einer Vielzahl von chronischen Erkrankungen hat sich die Prävention als effektivste Maßnahme zur Förderung und Erhaltung der Gesundheit erwiesen. Die aktive Vorbeugung von Krankheiten ist zugleich ein wesentlicher Faktor zur Erhöhung der Lebensqualität. Auf kaum eine andere Art lässt sich so einfach und wirksam etwas für die Gesundheit tun wie mit der täglichen Ernährung. Unser Körper verfügt über eine Reihe von Abwehr- und Reparaturmechanismen, die einen natürlichen Schutz vor Krankheiten bieten. Damit dieser körpereigene Gesundheitsschutz gut und sicher funktionieren kann, lohnt es sich, auf eine gesundheitsfördernde Ernährung zu achten. Aber nicht nur darum zahlt sich eine bewusste Ernährung aus. Gesunde Vielfalt auf dem Speiseplan bedeutet außerdem ein klares Plus an Genuss!

Unter allen ernährungsmitbedingten Erkrankungen macht ein Thema verständlicherweise besonders Angst und verunsichert, nicht zuletzt weil zu wenig darüber gewusst wird. So ist die Ansicht weitverbreitet, dass es Schicksal ist, ob jemand gesund bleibt oder an Krebs erkrankt. Tatsache ist jedoch, dass Krebs eine Krankheit ist, der man durch ausgewogene Ernährung und bewusste Lebensweise weitgehend vorbeugen kann. Oft verzerren jedoch Meldungen über immer wieder neue krebsauslösende Substanzen im Essen das Bild vom Zusammenhang zwischen Krebs und Ernährung. Unsere Ernährung ist in weit größerem Maße ein Schutzfaktor gegenüber bösartigen Tumorerkrankungen als ein Risikofaktor.

Das Krebsrisiko wird allerdings weniger durch einzelne Nährstoffe oder vermeintlich besonders gesunde Lebensmittel beeinflusst, sondern durch die gesamte Ernährungsqualität. Nahrungsauswahl, Zubereitung und Nahrungsmenge spielen eine wichtige Rolle. Da Krebs fast nie eine einzige Ursache hat, sondern das Ergebnis komplexer Wechselwirkungen zwischen äußeren und inneren Einflussfaktoren und Bedingungen ist, erscheint der sympathische Ratschlag zur Krebsvorbeugung, ganz einfach gut zu leben, tatsächlich am vielversprechendsten. Er umfasst maßvollen und abwechslungsreichen Genuss beim Essen und Trinken, körperliche Aktivität und Bewegung, die Spaß machen, ebenso wie den richtigen Wechsel von Anstrengung und Entspannung.

Krebsvorbeugung ist eine große Aufgabe und Chance zugleich. Dazu gehören bei der Vielfalt der zum Teil auch widersprüchlichen und verwirrenden Informationen vor allem verlässliche Empfehlungen zur Ernährung und Lebenswei-

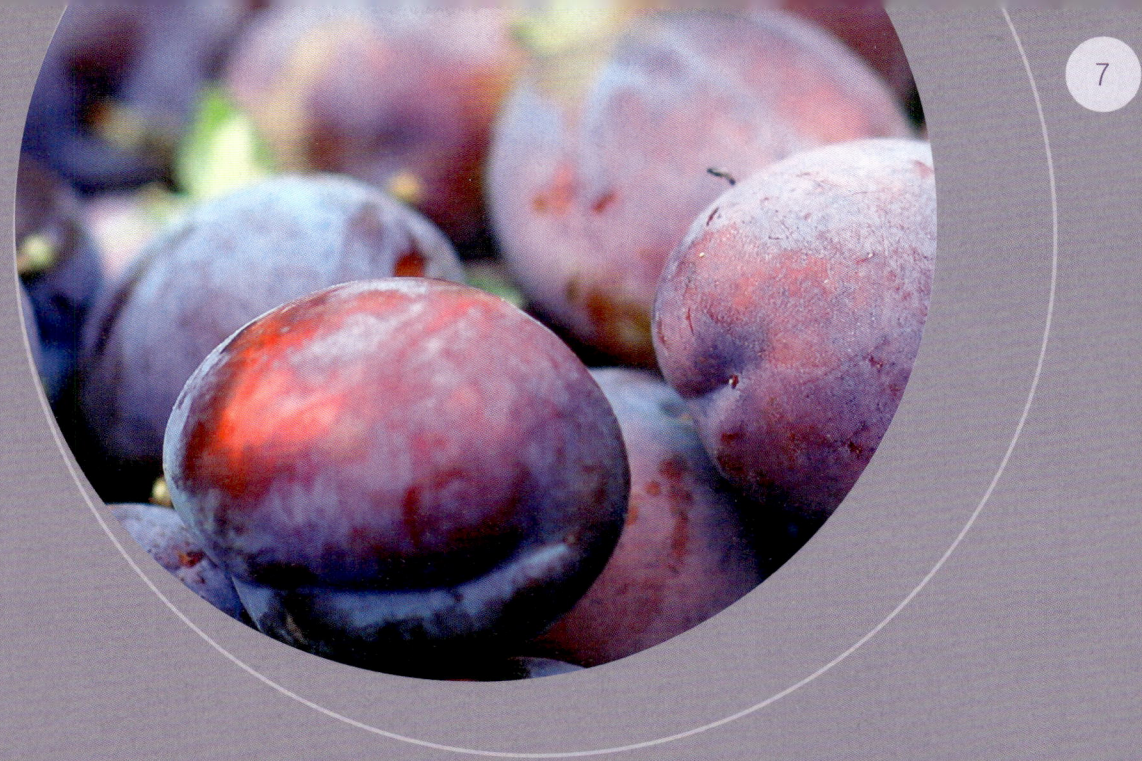

se und zum damit verbundenen Verhalten. Neben dem Meiden von Tabakrauch sowie der Verhütung von Übergewicht und Adipositas hat sich der bevorzugte Verzehr von weniger energiedichten, aber an Schutzstoffen reichen pflanzlichen Lebensmitteln als wirksamer Schutz gegen bestimmte Krebsformen erwiesen. Der Aufgabe, über diesbezügliche risikomindernde Verhaltensweisen aufzuklären, hat sich der Weltkrebsforschungsfonds (WCRF) gewidmet. Das globale Netzwerk des WCRF hat sich vorgenommen, Empfehlungen auf der Basis des derzeitig zuverlässigsten Kenntnisstandes zu formulieren und in allgemein verständliche Botschaften umzusetzen, die wiederum Entscheidungsgrundlage für Experten, Gemeinden, Familien und jedes Individuum sind. Die neuesten WCRF-Empfehlungen werden in diesem Buch vorgestellt und ausführlich erläutert. In diesen Empfehlungen stecken die Chancen für jeden Einzelnen, eigenverantwortlich und aktiv einer Krebsentstehung und dem Fortschreiten der Erkrankung gegenzusteuern. Ein weiterer wichtiger und unverzichtbarer Schutz vor Krebs ist die rechtzeitige und regelmäßige Vorsorgeuntersuchung.

In diesem Sinne gute Chancen wünscht Ihnen

Prof. Dr. Michael Hamm
Ernährungswissenschaftler

Hamburg, im Frühjahr 2009

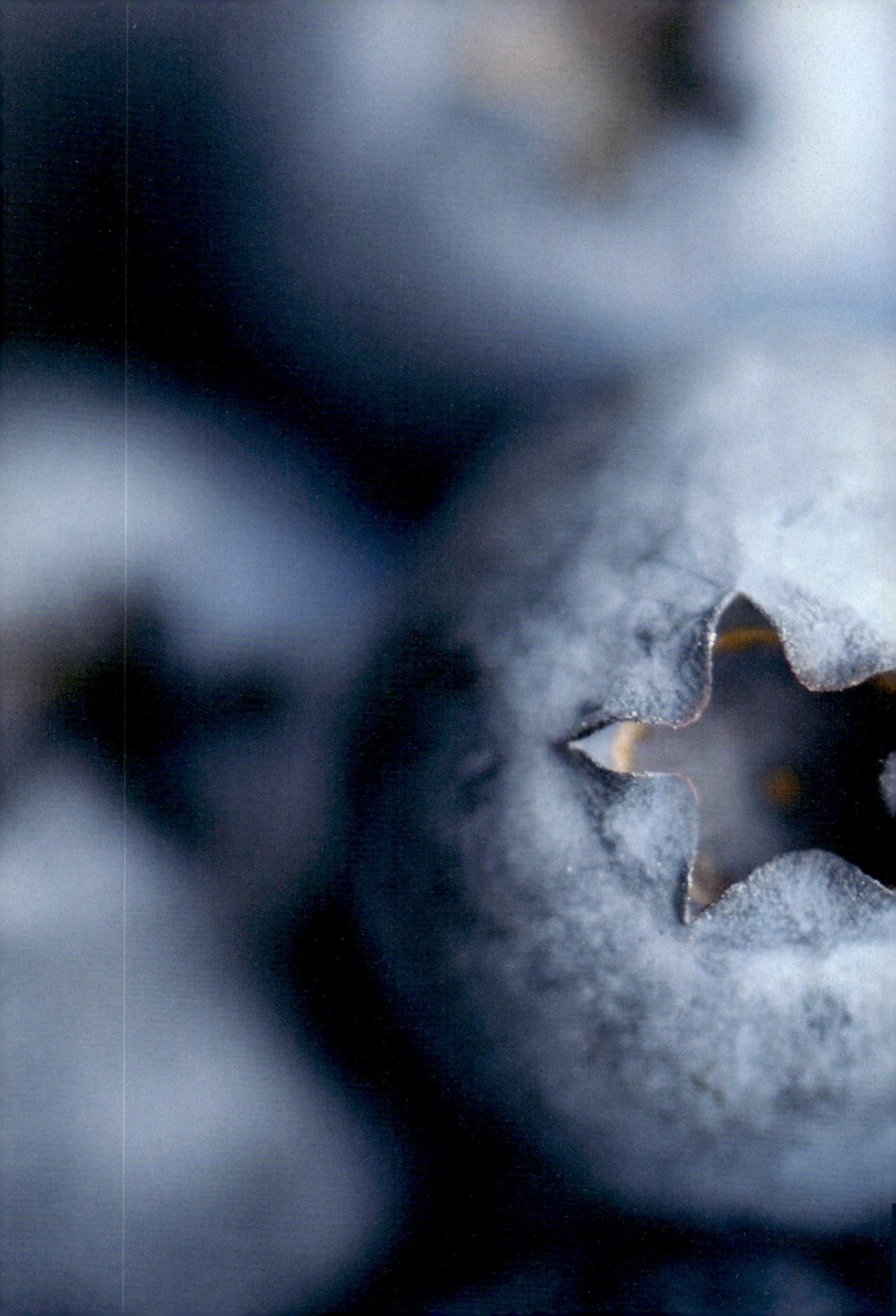

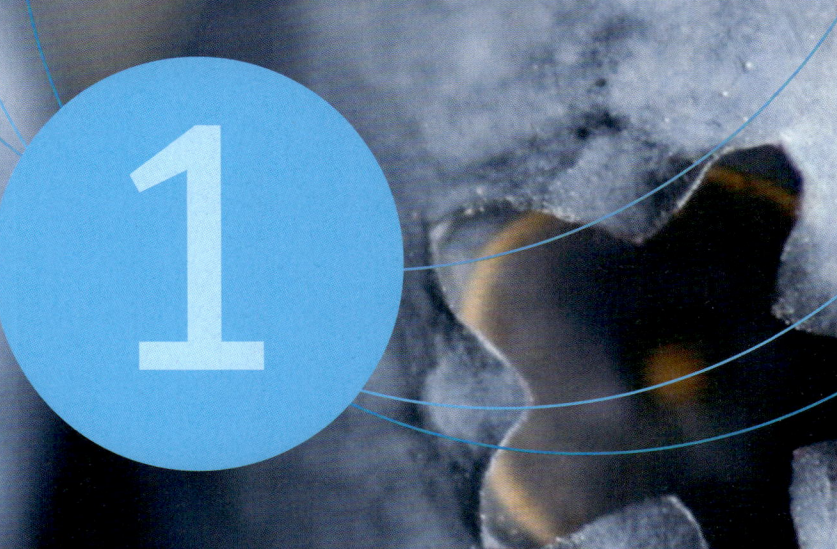

1

Von der Forschung
zur Krebsprävention

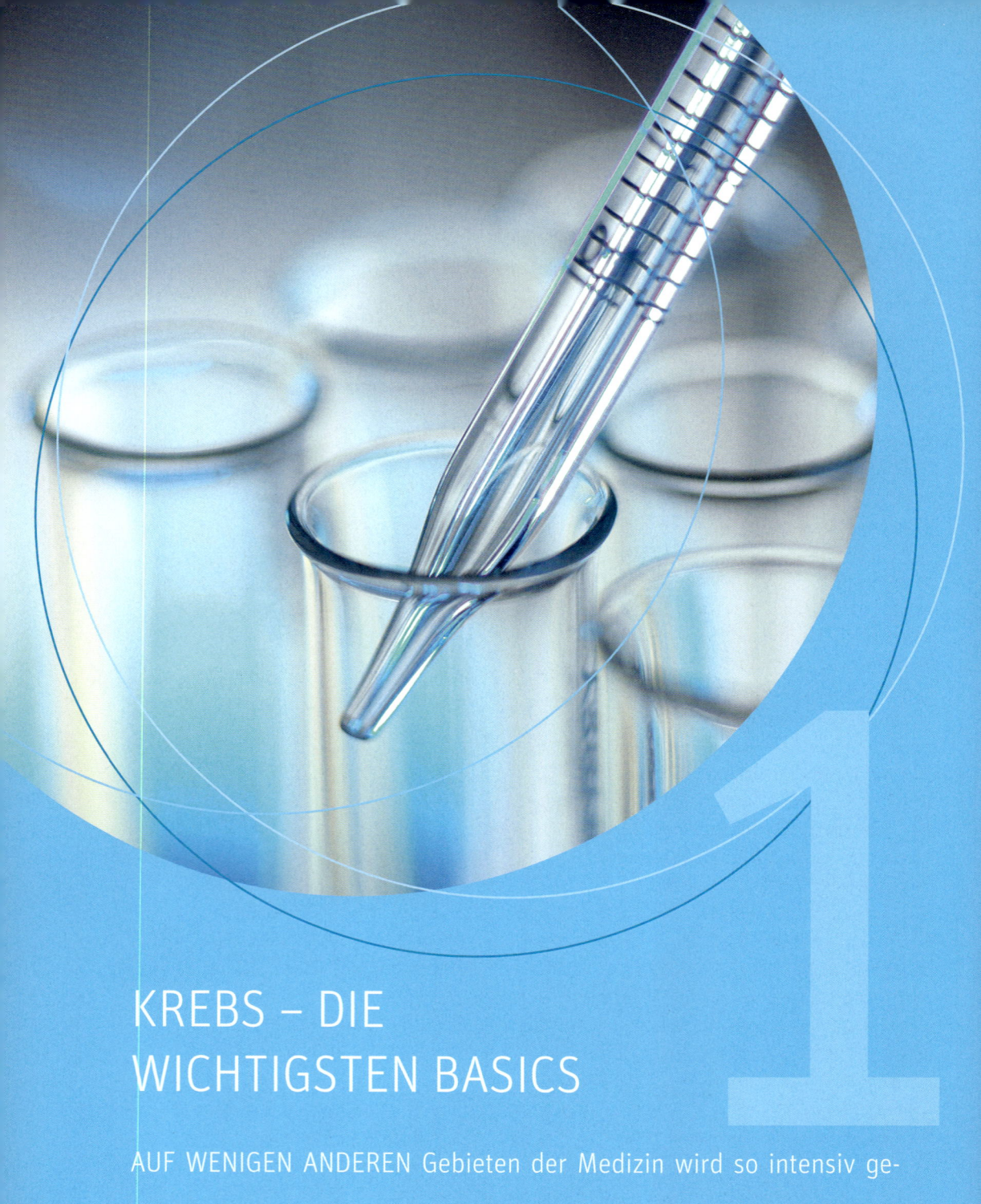

KREBS – DIE WICHTIGSTEN BASICS

AUF WENIGEN ANDEREN Gebieten der Medizin wird so intensiv geforscht wie bei der Bekämpfung von Krebs. Viele Krebsarten können schon erfolgreich behandelt werden, andere sind immer noch schwer zu bekämpfen. Krebs ist und bleibt eine unberechenbare Krankheit.

Was ist Krebs und wie entsteht er?

Krebs ist keine moderne Krankheit. Bereits im 2. Jahrhundert n. Chr. definierte der griechische Arzt Galen Krebs als ein »gegen die Natur gerichtetes Wachstum«. Das ist in der Tat so. Bei Krebs fangen Zellen im Körper an irgendeiner Stelle völlig unkontrolliert zu wachsen an. Es entsteht ein Gewebe, das die gesunden Zellen zerstört und uns krank macht. Dieses Gewebe wird als Krebs, oft auch als Karzinom, maligner Tumor oder bösartige Geschwulst bezeichnet und kann überall entstehen – sei es in der Brust, in der Lunge, auf der Haut, im Magen oder an vielen anderen Stellen des Körpers.

Es ist nichts Ungewöhnliches, dass Zellen im Körper wachsen und sich aus irgendeinem Grund teilen. Das geschieht ununterbrochen, ohne dass man es merkt, und ist völlig normal. Haben Sie sich schon einmal in den Finger geschnitten? Allein diese kleine Wunde führt dazu, dass die beschädigten Zellen ausgetauscht und durch neue ersetzt werden müssen. Innerhalb kürzester Zeit wächst die Wunde zusammen, und neue, gesunde Hautzellen übernehmen die Aufgaben des verletzten Organs. In der Regel werden diese Vorgänge sehr sorgfältig gesteuert und überwacht, damit keine wichtigen Lebensfunktionen beeinträchtigt werden. Manchmal geraten sie jedoch außer Kontrolle. Die Zellen fangen an, ungeordnet und ungebremst zu wachsen. Die sich teilenden Zellen ignorieren jeden Befehl, damit aufzuhören, und zerstören sogar im schlimmsten Fall die gesunden Zellen komplett. So entarten ganz normale Zellen zu Krebszellen. Gründe dafür sind, dass das Genmaterial durch einen Krebserreger (Karzinogen) beschädigt wurde oder dass genetische Veranlagung eine Rolle spielt.

info *Karzinome sind Krebserkrankungen, die von Zellen im Deckgewebe der Haut oder Schleimhaut ausgehen. Ein Tumor ist eine Geschwulst, d. h. die örtliche Zunahme von Gewebe, und kann gut- oder bösartig sein.*

Gestörte Balance

Die Suche nach den Ursachen für die krankhafte Veränderung von Erbanlagen in den Zellen ist ein wichtiger Bestandteil der Forschung. Dabei wird mehr und mehr deutlich, dass ein erhöhtes Risiko für Krebs dann besteht, wenn den krankheitsverursachenden äußeren, körperlichen und psychischen Faktoren keine gesundheitserzeugenden Kräfte gegenüberstehen. Die Balance ist gestört, das Gleichgewicht zwischen Schutz- und Gefahrenstoffen ist aus der Bahn geraten. Die meisten Menschen haben wahrscheinlich schon einmal die Erfahrung gemacht, dass man sich in bestimmten Lebensphasen schlapp, ausgelaugt oder gar überfordert fühlt – kurzum, es fehlt die Power für den Alltag! Gerade in diesen Zeiten haben Krankheitserreger wie zum Beispiel Erkältungsviren ein leichtes Spiel. Die Abwehrkräfte sind geschwächt, das Immunsystem läuft auf Sparflamme – und so ist innerhalb kürzester Zeit die Nase zu und der Hals tut weh. Doch es gibt auch Menschen, die trotz Aufenthalts in überhitzten Büros und niesender Kollegen fit und gesund bleiben. Sie lassen Krankheitserregern keine Chance, denn sie besitzen die nötigen gesundheitserzeugenden Kräfte. Dazu gehören eine ausgewogene, an Schutzstoffen reiche Ernährung, ausreichend Bewegung sowie psychisches und soziales Wohlbefinden. Genau diese Faktoren kann man auch auf die Krebsvorbeugung übertragen. Krebsvorbeugung mit Leib und Seele ist eine große Aufgabe und Chance zugleich. Nach wie vor stellt die Krankheit Krebs unter all den realistischen Gefahren, denen wir ausgesetzt sind, eine der größten Bedrohungen dar. Fast jeder Mensch kennt die Angst vor dem Krebs, besonders wenn er auch in der eigenen Familie oder im Freundes- und Bekanntenkreis auftritt. Jeder kam damit schon einmal auf irgendeine Art und Weise in Berührung – der eine mehr, der andere weniger. Diese Krankheit macht alle betroffen, weil sie häufig vorkommt. Keine andere Krankheit löst schon beim Gedanken daran so viel Unbehagen aus.

info   *Die wichtigsten Faktoren bei der Krebsvorbeugung sind:*
- *eine ausgewogene Ernährung*
- *eine an Schutzstoffen reiche Nahrungszufuhr*
- *ausreichend Bewegung*
- *eine stabile Psyche*
- *soziales Wohlbefinden*

Krebs in Zahlen

Weltweit erkranken jedes Jahr zehn Millionen Menschen an Krebs. Sieben Millionen Todesfälle gehen auf sein Konto. Das entspricht zwölf Prozent der weltweit registrierten Todesfälle. Aufgrund der immer älter werdenden Bevölkerung wird zukünftig mit fünfzehn Millionen Neuerkrankungen an Krebs pro Jahr gerechnet. Die Zahl der Betroffenen wird deshalb in den nächsten Jahren weiter ansteigen, denn: Krebs tritt mit steigendem Alter häufiger auf und – wie eben erwähnt – die Menschen werden heute älter als früher.

Tumoren sind in Deutschland nach Krankheiten des Kreislaufsystems die zweithäufigste Todesursache. Zu den fünf bösartigen Tumoren (Malignome) mit den höchsten Neuerkrankungen gehören bei den Frauen Krebserkrankungen der Brust, des Dickdarms, der Lunge, der Gebärmutter und der Eierstöcke. Bei den Männern sind es Malignome der Prostata, des Dickdarms, der Lunge, der Harnblase und des Magens. Die genannten Tumoren machen bei der Frau rund 61 Prozent und beim Mann rund 67 Prozent aller Krebsneuerkrankungen insgesamt aus.

Im internationalen Vergleich gibt es erhebliche Unterschiede in der Verteilung der Krebshäufigkeiten und Krebsarten. Nur der durch Rauchen verursachte Lungenkrebs ist gleichmäßig über den Planeten verteilt und tritt in allen Ländern am häufigsten auf.

Krebserkrankungen in Ost und West

Wissenschaftler stellen beim Krebsauftreten enorme Unterschiede zwischen der Bevölkerung in östlichen und westlichen Teilen der Welt fest. Das liegt daran, dass beide Kulturen eine unterschiedliche, sogar gegensätzliche Ausprägung der Ernährungsweise haben. In östlichen Ländern werden wesentlich mehr Obst, Gemüse, Hülsenfrüchte und Fisch konsumiert, in westlichen Ländern mehr Proteine (Eiweiße), Fleisch und gesättigte Fette. Das Ausmaß dieses Ungleichgewichts ist erschreckend und betrifft vor allem die Häufigkeit der Erkrankungen an Brust-, Dickdarm- und Prostatakrebs. Diese Krebserkrankungen treten beispielsweise in asiatischen Ländern viel seltener auf als in der westlichen Welt.

Auswandern und krank?

Untersuchungen bestätigen, dass zum Beispiel durch Auswanderer die Häufigkeit und das Vorkommen von bestimmten Krebsarten in der afroamerikanischen Bevölkerung Nordamerikas gegenüber einer schwarzafrikanischen Bevölkerung in Nigeria drastisch zunehmen. Das ist darauf zurückzuführen, dass die Emigranten von ihrer traditionellen Lebens- und Ernährungsweise Abstand nehmen. Sie passen sich schnell an die neuen Nahrungsmittel und an die Gewohnheiten des Gastlandes an. Das Auftreten von Krebserkrankungen in der schwarzen Bevölkerung nimmt dann praktisch identische Ausmaße wie unter weißen Amerikanern an.

Diese Ergebnisse bestätigen zugleich, dass für die Mehrheit der Krebserkrankungen nicht genetische Ursachen hauptverantwortlich sind, sondern die veränderte – hier westliche – Lebensweise.

info **Die häufigsten Todesursachen in Deutschland sind:**

- *Herz-Kreislauf-Erkrankungen*
- *Krebserkrankungen*
- *Erkrankungen des Atmungssystems*
- *Erkrankungen des Verdauungssystems*
- *nicht natürliche Todesursachen (Verletzungen, Vergiftungen etc.)*

Quelle: Stat. Bundesamt, 2007

Dieses Phänomen findet sich nicht nur bei Krebs, sondern es betrifft auch Herz-Kreislauf-Erkrankungen. So gibt es vergleichbare Ergebnisse zum Beispiel auch bei Eskimos. Die Zahl der tödlichen Herzinfarkte in dieser Bevölkerungsgruppe erhöhte sich, wenn sie unter geänderten Ernährungsbedingungen nicht mehr in ihren angestammten Gebieten, sondern in Dänemark lebten. Wohl der wichtigste Grund hierfür ist, dass sich die Eskimos von ihrer traditionellen, an Omega-3-Fettsäuren reichen Ernährung abwendeten und seltener Fisch oder Robbenfleisch auf dem Speiseplan standen. Auch dieser Befund spricht für Umweltfaktoren als Ursache für Herz-Kreislauf-Erkrankungen – hier die Essgewohnheiten – und nicht für genetische Unterschiede.

Ähnliches gilt, wenn sich innerhalb eines Landes traditionelle Ernährungsgewohnheiten ändern, wie dies in den letzten Jahrzehnten in Japan der Fall ist. Eine kohlenhydratreiche Kost mit viel Gemüse und wenig Fett wurde abgelöst durch eine Ernährung mit zunehmendem Gehalt sowohl an tierischen Proteinen als auch Fetten.

Krebsneuerkrankungen in Deutschland im Jahr 2004

Krebsart	Frauen	Männer
Brustkrebs	57 230	–
Darmkrebs	36 000	37 250
Lungenkrebs	13 190	32 850
Gebärmutterkrebs	11 700	–
Eierstockkrebs	9 660	–
Prostatakrebs	–	58 570
Harnblasenkrebs	7 340	21 410
Magenkrebs	7 780	11 000

Quelle: Deutsche Krebsgesellschaft e. V.

Krebs – Vorbeugen durch eine bewusste Lebensweise

Ändert sich also die individuelle Lebens- und Ernährungsweise drastisch, so hat dies einen entscheidenden Einfluss auf das Risiko, an Krebs zu erkranken. Und gerade, wenn man weiß, dass zum Beispiel in der eigenen Familie die Häufigkeit bestimmter Organtumoren ziemlich hoch ist, ist ein Gegensteuern durch eine bewusste Lebensweise möglich bzw. die wichtigste Vorbeugung, um nicht selbst krank zu werden. Wenn man das eigene genetische Potenzial kennt, kann man so manchen Risikofaktoren leichter aus dem Weg gehen. Die Selbstbeobachtung des eigenen Verhaltens ist ein wichtiger erster Schritt. Man kann ein Ernährungstagebuch führen, aber auch aufschreiben, welche Verhaltensweisen das eigene Wohlbefinden verbessern. Obwohl beinahe jede

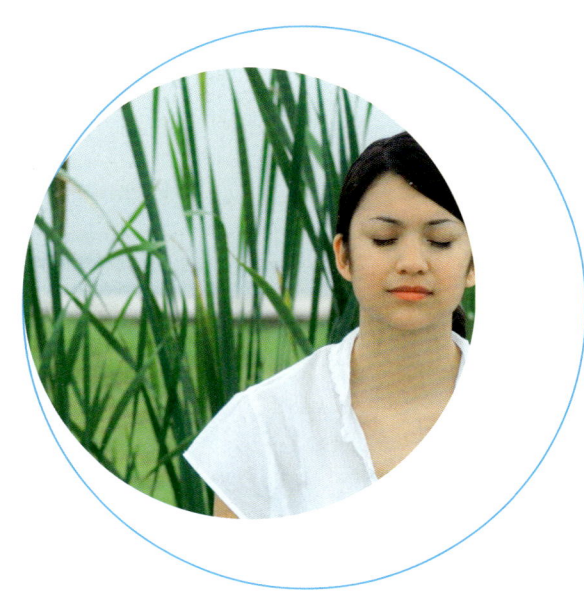

Hören Sie auf Ihren Körper – ein gesunder und bewusster Lebensstil ist das A und O bei der Vorbeugung gegen Krebs

zweite Krebserkrankung heute heilbar ist, gilt trotzdem mehr denn je die alte Weisheit: Vorbeugen ist besser als Heilen. Dazu gehört auch, in Erfahrung zu bringen, was einem an Leib und Seele guttut.

Eine gesunde Lebens- und Ernährungsweise steht somit an erster Stelle, um das Krebsrisiko deutlich zu mindern! Etwa ein Drittel der Krebserkrankungen ist nämlich direkt mit der Ernährungsweise eines Menschen verbunden, während den genetischen Faktoren maximal 15 Prozent zukommen.

Krebs entsteht nicht plötzlich!

Es ist ganz klar – an Krebs erkrankt man nicht von heute auf morgen. Es ist auch keine Erkrankung, die man bekommt, weil man zufällig nicht aufgepasst hat. Krebs ist eine Entgleisung der Zellfunktion. Die Zelle hört irgendwann auf, die ihr zugewiesene Aufgabe zu übernehmen. Allmählich entwickelt sie maligne, das heißt bösartige Eigenschaften, die es ihr ermöglichen, in Nachbargewebe einzudringen. Darüber hinaus gelangt sie über das Blut oder den Lymphstrom in Form von Tochtergeschwulsten (Metastasen) in den ganzen Körper, wo sie fremdes Gewebe zerstören kann.

Auslöser für die Zellveränderungen können Angriffe von außen durch krebs-auslösende Substanzen (Kanzerogene) oder ein Zuviel an freien Radikalen sein. Diese können die Entstehung von Tumoren fördern, da sie nicht nur in bestimmte Vorgänge in den Zellen eingreifen, sondern auch Substanzen und Zellen komplett schädigen können. Glücklicherweise muss nicht jede Zellveränderung unmittelbar zur bösartigen Krebsgeschwulst führen. Jeder Mensch trägt Krebszellen in sich, die bis zu einem gewissen Grad von einem funktionstüchtigen Immunsystem in Schach gehalten werden können.

info *Es gibt nicht nur bösartige, sondern auch gutartige Tumoren. Gutartige Geschwulste wachsen im Gegensatz zu bösartigen nicht über die Gewebegrenzen hinaus und bilden keine Tochtergeschwulste (Metastasen).*

Ob sich schließlich ein bösartiger, d.h. maligner Tumor entwickeln kann, hängt davon ab, inwieweit dafür förderliche Bedingungen zugelassen werden. Nur wenn die Umstände stimmen, wächst der Tumor auch in das umgebende Gewebe hinein, verteilt sich im ganzen Körper und bildet Metastasen. Vergessen Sie nicht: Es ist nie zu spät, um Krebs in der Entstehung zu stoppen! Diese Krankheit entsteht sehr langsam und teilweise über viele Jahre bis Jahrzehnte völlig unbemerkt im Körper. Man muss diese Tatsache als Chance wahrnehmen und sich bewusstmachen, dass man in jedem Stadium der Entwicklung der veränderten Zelle bis hin zu einer reifen Krebszelle eingreifen und Einhalt gebieten kann.

Wissenswertes über Krebszellen

Krebs entsteht, wenn eine Zelle aufhört, die ihr zugewiesene Rolle zu spielen. Sie hält sich nicht mehr an die elementaren Grundvoraussetzungen, der Organismus als Ganzes funktioniert nicht mehr reibungslos. So ist es zum Beispiel einer Zelle nicht erlaubt, eine neue hervorzubringen (Reproduktion) – außer natürlich, um eine beschädigte oder tote Zelle zu ersetzen. Wenn allerdings die Schäden, besonders auf der Ebene des Genmaterials, der DNS, zu gravierend sind, ist Selbstmord der Zelle obligatorisch. Man spricht dann von einem sogenannten programmierten Zelltod (Apoptose), ein Schutzmechanismus, der entartete, kranke Zellen zum Selbstmord auffordert.

Das »Unsterblichkeitsenzym« Telomerase

Krebszellen gehören ganz klar in die Kategorie der entarteten Zellen und sollten sich im besten Fall deshalb selbst zerstören. Doch warum schaffen sie es, trotzdem am Leben zu bleiben und sich sogar ungestört zu vermehren? Diese Tatsache konnte noch nicht wirklich geklärt werden und ist für die Wissenschaftler nach wie vor überaus rätselhaft. Möglicherweise spielt dabei das sogenannte »Unsterblichkeitsenzym« Telomerase eine Rolle. Dieses Enzym ist jedoch nicht ganz ohne, wenn man bedenkt, dass es in zwei äußerst wichtigen, aber völlig gegensätzlichen Forschungsfeldern untersucht wird: in der embryonalen Stammzellen- und in der Krebszellenforschung. Stamm- und Krebszellen haben jedoch eines gemeinsam: Sie können sich immer und immer wieder teilen, werden auch als »unsterblich« bezeichnet. Dass diese Zellen nicht absterben, liegt am Enzym Telomerase. Dieser Vorgang ist bei den Stammzellen durchaus sinnvoll, sonst wären wichtige Reparaturprozesse blockiert. Aber es gibt auch eine Schattenseite: Telomerase hält eben auch die Krebszellen bei 90 Prozent aller Krebsformen am Leben.

Es ist verständlich, dass die »Langlebigkeitsforschung« darum bemüht ist, Telomerase als Jungbrunnen anzukurbeln. Bei der Forschung nach wirksamen Tumortherapien dagegen wird daran gedacht, die Telomerase durch den Krebs bekämpfende Substanzen zu unterdrücken bzw. abzuschalten. Denn Telomerase kommt ausgerechnet in fast allen Krebszellen besonders reichlich vor und ermöglicht Tumoren erst das lebensgefährliche, unkontrollierte Wachstum. Doch wie bereits erwähnt – wie genau der Telomerase-Mechanismus funktioniert, wird heute immer noch erforscht.

Funktionsweise des »Unsterblichkeitsenzyms« Telomerase

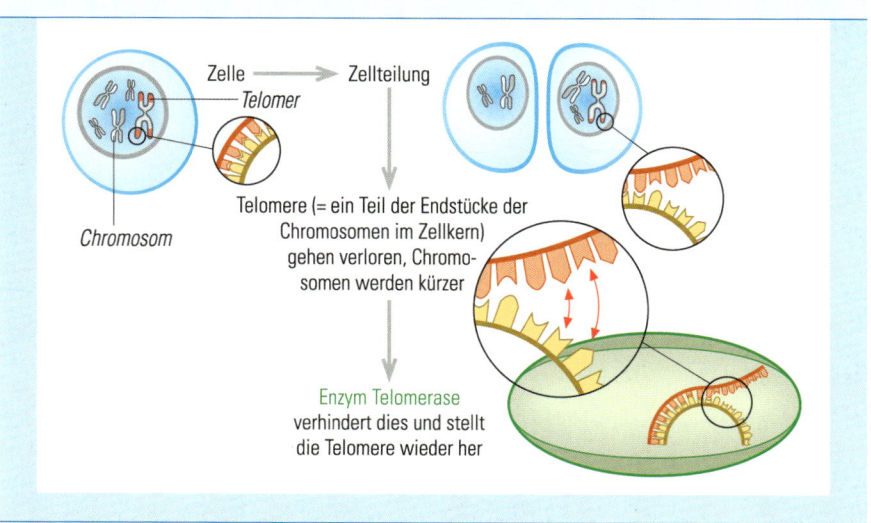

DIE UNERWÜNSCHTEN EIGENSCHAFTEN
VON KREBSZELLEN

Krebs-
zellen weigern
sich entweder zum
Teil oder ganz, ihre auf
bestimmte Aufgaben
spezialisierten Funk-
tionen zu überneh-
men.

Krebs-
zellen halten
sich nicht mehr an die
geregelte Zellzahl, sondern
vermehren sich schnell und
hemmungslos im kompletten
Organismus. Sie verweigern den
Befehl zum Wachstumsstopp
und zum Zellselbstmord
(Apoptose).

Ist
eine Wucherung
herangewachsen, so ver-
schafft sie sich ihr eigenes Ver-
sorgungsnetz durch die Bildung neuer Blutgefäße (Angiogenese). Damit
wird sie immer ausreichend mit Energie
und Nährstoffen versorgt und kann uner-
lässlich weiter gedeihen. Durch diese
Fähigkeit und die Ausschaltung der
Schutzmechanismen der Zelle, wie
der Apoptose, wird die Krebszelle quasi unsterblich.

Die
entstandene
Krebswucherung hält
sich nicht mehr an Organ-
grenzen, sondern wächst
in benachbartes Gewebe
hinein und schädigt es
(infiltratives Wachs-
tum).

Der
bösartige Tumor
hat schließlich die Fä-
higkeit, Tochtergeschwulste
(Metastasen) zu bilden, indem
Krebszellen beispielsweise über
das Lymphsystem oder die Blut-
bahnen verschleppt werden
und woanders zu Krebs-
geschwulsten heran-
wachsen.

Die Zellkommunikation ist das A und O

Befinden sich Krebsauslöser im Körper und haben sie bereits in einem sehr frühen Stadium Zellen verändert, so gibt es dennoch eine Chance. Der Körper hat die Möglichkeit, verschiedene Kontrollmechanismen zu aktivieren. Damit können entartete Zellen unter Umständen tatsächlich noch am Wachstum gehindert werden. Das A und O ist dabei die Kommunikation der Zellen untereinander. Eine Wachstumskontrolle erfolgt von den umgebenden normalen Zellen über direkte Verbindungen zwischen benachbarten Zellen. Diese interzellulären Informationskanäle werden als »gap-junctions« bezeichnet. Erst dann nämlich, wenn der wachstumskontrollierende Informationsfluss aus den gesunden Zellen gestört ist, beginnt das unkontrollierte Wachstum der geschädigten Zellen. Ganz wichtig: Tumorfördernde Bedingungen verschlechtern, tumorhemmende Stoffe

info *Krebs ist eine mehrstufige Erkrankung, deren Entstehung sich in drei Abschnitte einteilen lässt:*
- *Initiation (Auslösung)*
- *Promotion (Förderung)*
- *Progression (Tumorwachstum und Metastasenbildung)*

verbessern die Zellkommunikation. Zu Letzteren kann man zum Beispiel die Carotinoide aus der Nahrung zählen. Sie erhöhen möglicherweise den Informationsfluss über diese offenen Kanäle und stabilisieren so Zellverbände.

Die drei Stufen der Krebsentstehung

Die drei Stufen der Krebsentstehung sind die Initiationsphase, die Promotionsphase und die Progressionsphase. Es gibt eine einfache Möglichkeit, sich die Entstehung dieses Phänomens bildlich vorzustellen. So vergleicht zum Beispiel der amerikanische Krebsforscher T. Colin Campbell von der Cornell-Universität die drei Stadien des Tumorwachstums mit dem Wachstum von »Un«-Kraut:

Mit Initiation ist der Augenblick gemeint, in dem ein Samenkorn in den Boden gelangt. In der Promotion wird aus dem Samenkorn eine Pflanze. Die Progression ist dann die Phase, in der die Pflanze unkontrolliert wächst und sich ausbreitet, in Blumenbeete eindringt und Gartenwege überwuchert – und damit zum »Un«-Kraut wird.

Bereits 1889 verglich der englische Chirurg Stephen Paget dieses Geschehen mit »die Saat und der Boden«. Und wie auch eine Pflanze Nährstoffe zum Leben und Wachsen braucht, so ist auch eine Krebszelle oder ein Tumor darauf angewiesen. Dabei spielt unsere tägliche Nahrung, unser Ernährungsverhalten auf dieses Bild übertragen eine herausragende Rolle: Die Lebensmittel, die wir zu uns nehmen, können im schlimmsten Fall »Dünger« für den Krebs sein oder aber »Anti-Förderer« – also Schutzfaktoren oder Krebswächter.

Krebsentstehung braucht Zeit

Zwischen der Auslösung einer Krebserkrankung und der sichtbaren Tumorentwicklung können Jahrzehnte liegen. Der Verlauf der drei Phasen ist unterschiedlich lang und in sehr differenzierter Weise äußeren Einflüssen (unter anderem der Ernährung) zugänglich. Erst nach Jahren – während der sogenannten Latenzphase – manifestiert sich schließlich das klinische Bild des Tumors. In dieser Phase der Krebsentstehung hat man übrigens die beste Möglichkeit, einzugreifen und zu verhindern, dass die Krebszellen entarten.

Wissenschaftler sprechen von der Entwicklung einer normalen Zelle über eine genetisch veränderte Zelle bis zu einer entarteten Krebszelle, deren Wachstum sich schließlich nicht mehr kontrollieren lässt.

Mit fortschreitender Entgleisung der Zellfunktionen wird es den Krebszellen schließlich möglich, sich unbegrenzt zu vermehren und in andere Gewebe einzudringen.

info Jedes Gen eines Lebewesens besteht aus einem Abschnitt der DNS. Daran sind die Erbanlagen gebunden. Die Gene sind linienförmig auf den Chromosomen angeordnet, die Bestandteile des Zellkerns einer Zelle sind.

Aufbau einer Zelle

Zelle mit Zellkern → Zellkern mit DNS in Helixstruktur → DNS mit Genen

Die Initiationsphase

Am Anfang der Krebsentstehung steht die irreversible Veränderung des genetischen Programms einer Zelle. Die DNS (Desoxyribonukleinsäure, englisch: DNA) ist in der Zelle für die Erbinformationen und eine ordnungsgemäße Zellteilung verantwortlich. Durch den Kontakt mit krebsauslösenden Substanzen, durch chemische oder physikalische Einflüsse oder durch das Zutun von Viren kann sie allerdings in Funktion und Struktur geschädigt werden. Kanzerogene (Krebserreger), die solch eine Schädigung bewirken, können im Stoffwechsel entstehen, wie Sauerstoffradikale (freie Radikale), oder von außen einwirken, wie Strahlen.

Ein weiterer Faktor für die Veränderung der DNS sind Prokanzerogene, eine Art Vorstufe krebsauslösender Substanzen. Diese müssen im Körper erst durch Enzyme verändert werden. Nur dann können sie zu DNS-Schäden führen. An den Genen, die für das Zellwachstum zuständig sind, beginnt die Krebsentstehung durch Veränderungen der Erbinformationen. Anschließend häufen sich derartige

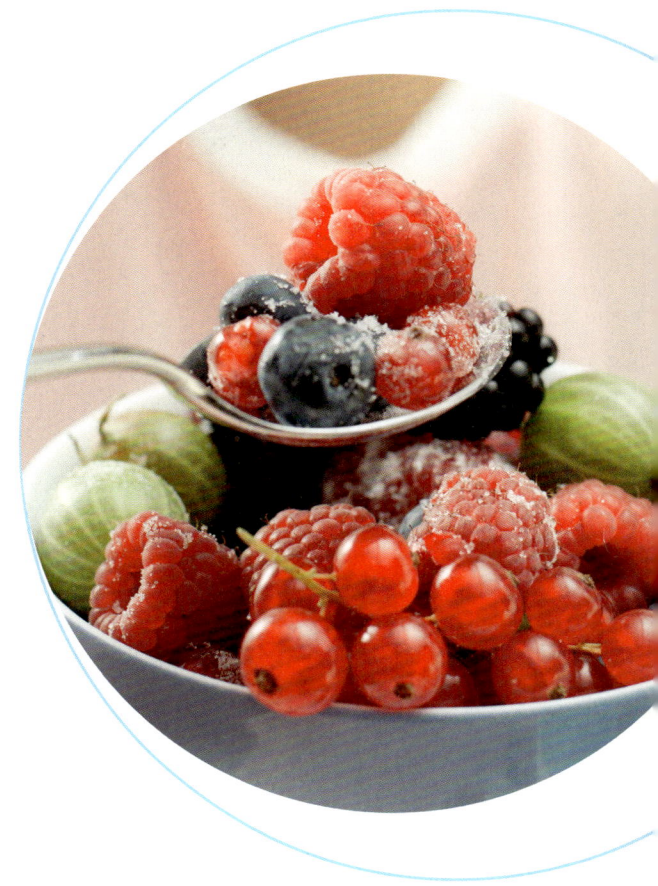

Der tägliche Genuss von frischem Obst bietet besten Gesundheitsschutz

Mutationen. Je mehr negative Faktoren von da an dazukommen, desto mehr wuchern und wachsen die auf diese Weise veränderten Zellen. Zu diesen Einflussfaktoren gehören zum Beispiel ererbte Veränderungen (Mutationen), beeinträchtigte Schutzmechanismen der DNS und Polymorphismen (siehe S. 23).

Doch was kann die Zelle tun, wenn durch die DNS-Veränderung Defekte ausgelöst wurden? Es gibt zwei Möglichkeiten, den Körper nicht zu gefährden: Entweder, die entartete Zelle aktiviert zelleigene Abwehrmechanismen (z. B. Reparaturenzyme), oder sie gibt sich dem programmierten Zelltod (Apoptose) hin. Bei der Entstehung von Krebs geschieht all dies leider nicht – und so bleibt die DNS-Schädigung als Mutation in den folgenden Zellteilungen enthalten. Insgesamt kommt es im Stadium der Initiation auch zum Verlust eines geregelten Zellwachstums. Die mutierten Zellen erhalten einen Wachstumsvorteil, was ihre Vermehrung erleichtert. Dem Tumorwachstum steht nichts mehr im Wege.

Die drei Stadien der Krebsentstehung

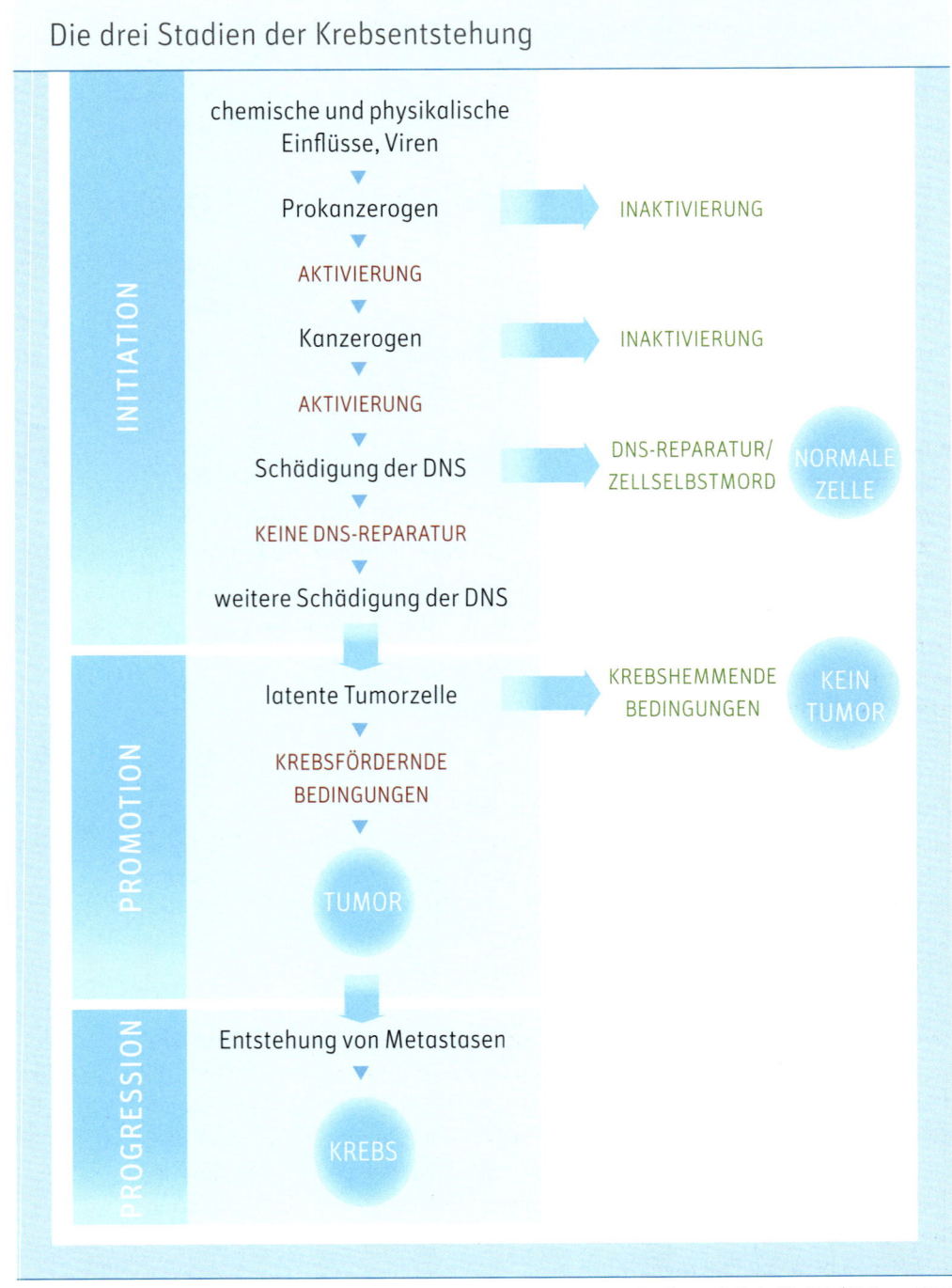

Quelle: nach Hahn/Ströhle/Wolters, 2005

Die Promotionsphase

Hat es die mutierte Zelle bis zu diesem Punkt geschafft und konnte sie nicht ausgeschaltet werden? Sie hat auch den Zellselbstmord verweigert? Ab nun spielen viele verschiedene Bedingungen, die das Tumorwachstum fördern, eine Rolle. Die unterschiedlichsten Faktoren haben nun Einfluss auf die Bildung eines sogenannten »präkanzerösen Herdes« während der Promotionsphase. Durch diesen Vorgang werden die veränderten Zellen in gewisser Weise für die weitere Tumorentwicklung »aktiviert«.

Die Progressionsphase

An die Promotionsphase schließt sich die Progressionsphase an, die durch weitere Mutationen gekennzeichnet ist. Die entarteten Zellen haben die ersten beiden Phasen gut überstanden und sind nun extrem gefährlich geworden. Dies führt zu einer zunehmenden Entdifferenzierung von Zellen und damit zum eigentlichen weitgehend unabhängigen Tumorwachstum und zur Metastasenbildung. Die Zellen dringen in dieser letzten und gefährlichsten Phase der Krebsentstehung in Nachbargewebe ein und verbreiten sich sogar in fremdem Gewebe des ganzen Organismus. Im gesamten Verlauf der Krebsentstehung werden die Regulationsmechanismen für ein geordnetes Zellwachstum durch verschiedene krebsfördernde Bedingungen zunehmend außer Kraft gesetzt. So können sich die malignen Tumorzellen unkontrolliert vermehren und zu Wucherungen überall im Körper führen.

> *info* *Polymorphismen sind vererbte Varianten in der DNS-Sequenz von Genen, auf die eine genetisch bedingte Anfälligkeit von Krebserkrankungen zurückgeführt werden kann. Wissenschaftler sprechen in diesem Zusammenhang von »Gen-Umwelt-Interaktionen«.*

Krebswachstum: Stopp!

Der Zeitraum von der Initiation bis zum sichtbaren Tumor kann mehrere Jahrzehnte dauern (Latenzphase). Voraussetzung dafür, dass dann tatsächlich ein Tumor entsteht, ist die ständige Anwesenheit von Krebsförderern in der Promotionsphase. Hier entscheidet es sich, ob eine latente Tumorzelle ihr reifes Endstadium erreichen wird. Dabei spielt vor allem das Ernährungsverhalten des Menschen eine bedeutende Rolle. Negativen Einfluss haben und somit krebsfördernd sind zum Beispiel bestimmte Fette, Alkohol und ein ständiges Überangebot an Nahrungsenergie.

Sind diese krebsfördernden Bedingungen nicht vorhanden, bevor die Zellen die Fähigkeit erlangen, sich auch ohne diese Krebspromotoren unkontrolliert zu teilen, kann die Tumorentwicklung noch rückgängig gemacht werden. Ob nun Krebs entsteht oder nicht, hängt ebenfalls entscheidend davon ab, inwieweit körpereigene Schutzmechanismen aufrechterhalten und durch die Ernährung unterstützt und gestärkt werden können. Ein abwechslungsreicher Speiseplan, viel Obst und Gemüse sowie die Vermeidung von Übergewicht sind die einfachsten, aber entscheidendsten Mittel, um das Risiko einer Krebsentstehung möglichst gering zu halten.

Angiogenese – Lebenselixier der Tumorzellen

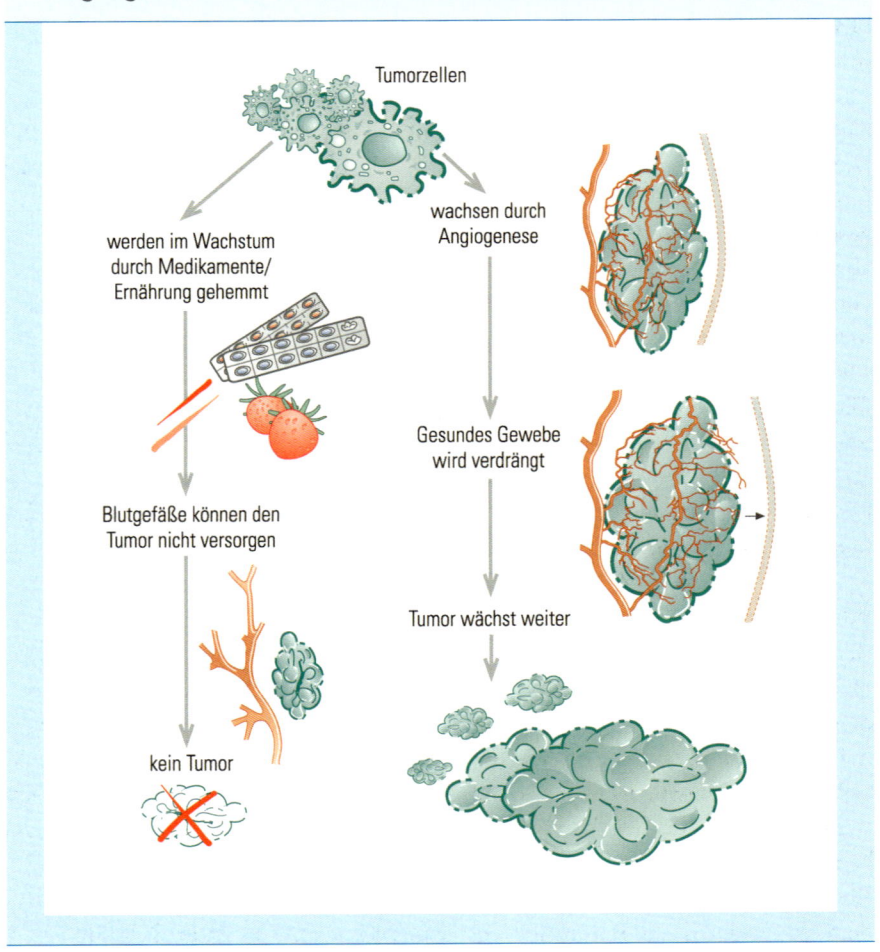

Lassen Sie den Tumor hungern!

Tumorzellen werden als unsterblich bezeichnet, sie erscheinen den Menschen als unbesiegbare Feinde, denen man nichts anhaben kann. Doch der Schein trügt. Auch sie, die gefürchteten Krebszellen haben eine kleine Schwäche: Sie brauchen Futter! Wie alles, was wachsen und gedeihen will, sind auch sie auf eine ausreichende Nährstoffzufuhr angewiesen. Wird ihre Energieversorgung reduziert oder fällt sie vielleicht sogar komplett weg, so haben diese kranken Zellen in der Tat ein Problem, denn ihre Entwicklung wird dadurch erheblich beeinträchtigt.

Die Unterbindung der Gefäßneubildung (Angiogenese) ist ein wirkungsvoller Ansatz zur Einschränkung des wilden Tumorwachstums. Ziel ist es also, die Krebsgeschwulst von der Nährstoffversorgung abzuschneiden, indem die Neubildung

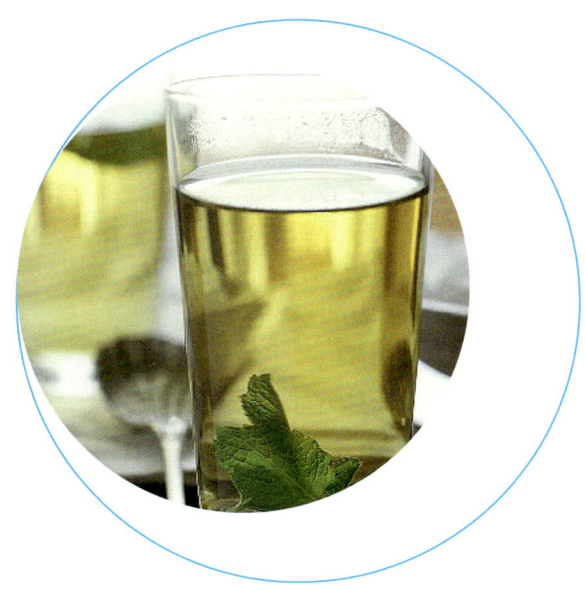

Grüner Tee schmeckt nicht nur gut, sondern besitzt viele wertvolle antioxidative Eigenschaften

von Versorgungsgefäßen unterbunden wird. Hierzu wurden bereits Medikamente entwickelt. Natürlich gibt es auch aufseiten der Ernährung wirkungsvolle Mittel und Methoden. So werden beispielsweise den Inhaltsstoffen des grünen Tees (vgl. Seite 103) Eigenschaften zugeschrieben, die in der Lage sind, diese unerwünschte Bildung neuer, für die Tumorversorgung benötigter Blutgefäße zu blockieren. Viele weitere Möglichkeiten, wie man mit der richtigen Ernährung in das Krebsgeschehen vorbeugend und sogar auch hemmend eingreifen kann, finden Sie in den Kapiteln 2 und 3.

Futter für Krebszellen reduzieren

Regelmäßig rauschen Schreckensmeldungen durch den Blätterwald, wenn immer wieder neue krebsverdächtige Substanzen in unserem Essen gefunden werden. Sicherlich ist es richtig und wichtig, darauf hinzuweisen, dass bei unsachgemäßer Lagerung und aufgrund von bestimmten Verarbeitungsbedingungen in Lebensmitteln möglicherweise krebsauslösende Stoffe entstehen können. Auch trägt die Aufnahme großer Kochsalzmengen sowie mit Salz konservierter Lebensmittel zur Erhöhung des Magenkrebsrisikos bei.

Ebenso wurde mittlerweile herausgefunden: Je mehr Alkohol konsumiert wird, desto höher wird das Potenzial, Krebs zu entwickeln. Hiervon betroffen sind

Mundhöhle, Kehlkopf, Speiseröhre, Dickdarm (bei Männern) und Brust (bei Frauen). Vergessen Sie darüber hinaus nicht: Ein mögliches Krebsrisiko durch Lebensmittel zu vermeiden ist die eine Sache, Schutzfaktoren aus unserer täglichen Ernährung und Lebensweise aktiv zu vermehren ist die andere, fast noch wichtigere und oft vernachlässigte Angelegenheit.

Krebsauslösende Stoffe, die bei der Lagerung und Verarbeitung von Lebensmitteln entstehen können

- Aflatoxine und andere Schimmelpilzgifte können durch unsachgemäße Lagerung in Nüssen und Getreide entstehen.

- Benzpyren findet sich in (fettem) Fleisch, das über offenem Feuer gegrillt wird, und bei Räucherwaren – besonders bei »Schwarzgeräuchertem«.

- Nitrosamine entstehen beim Erhitzen von gepökeltem Fleisch (zum Beispiel Frühstücksspeck, Kasseler).

- Acrylamid entsteht beim Braten, Backen, Frittieren oder Rösten von Kartoffel- oder Getreideprodukten, vor allem bei Temperaturen über 180 Grad und bei starker Bräunung.

Vor Krebs kann man sich schützen

Krebs ist ein heimtückischer Feind, der den Menschen mitten im Leben überrascht – und oft glauben lässt, dass man ihm hilflos ausgeliefert ist. Doch jeder Einzelne kann sich immer wieder bewusst machen, dass die meisten Ursachen bei der Krebsentstehung mit der Lebensweise des Menschen zu tun haben. Faktoren, die wir dagegen weniger gut kontrollieren können, wie Belastungen und Rückstände aus der Umwelt, haben anteilsmäßig – und glücklicherweise – nur einen geringen Einfluss.

Gerade in der Tatsache, dass die Lebensweise des Menschen eine bedeutende Rolle beim Schutz vor Krebs spielt, liegt die Chance für jeden Einzelnen. Jeder Mensch kann eigenverantwortlich und aktiv einer Krebserkrankung gegensteuern. Am Anfang steht, sich das eigene Verhalten bewusstzumachen und zu überlegen, wo und welche Veränderungen in der Alltagsroutine möglich sind. Nehmen Sie sich genau in diesem Moment fünf Minuten Zeit und überdenken Sie Ihre Ernährungs- und Lebensgewohnheiten. Beachten Sie dazu auch die ausführlichen Empfehlungen und Tipps für eine gesunde Lebensweise auf Seite 151.

Stärken Sie Ihre körpereigene Abwehr!

Es liegt auf der Hand, dass gerade am Anfang bei der Entwicklung der Tumorzellen, also in den Stadien der Initiation und Promotion, den ernährungsbedingten Einflüssen größte Bedeutung zukommt. Dies gilt allerdings nicht nur für die krebsfördernden, sondern in gleicher Weise auch für die krebshemmenden Faktoren! Eine Möglichkeit, Krebs vorzubeugen, wäre demnach die Ausschaltung der krebsauslösenden (Initiatoren) und krebsfördernden Faktoren (Promotoren). Doch so einfach ist es leider nicht, zumindest ist dies nicht vollständig möglich.

Man kann sich die Krebsentstehung auch als Ergebnis eines Ungleichgewichts entgegengesetzter Kräfte vorstellen. Grund-

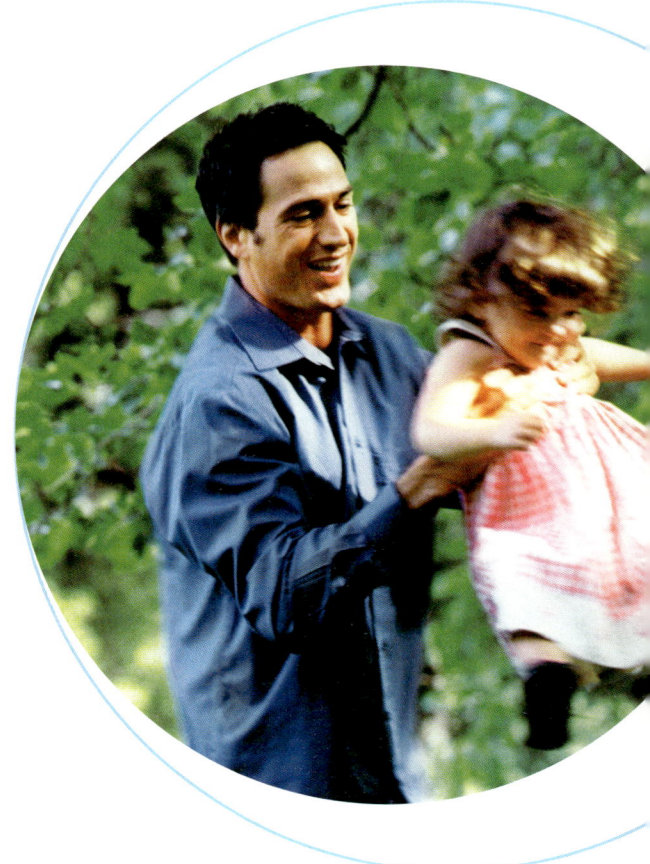

Der beste Schutz vor Krebs ist eine Kombination aus bewusster Ernährung, regelmäßiger Bewegung, ausreichend Entspannung – und natürlich Spaß am Leben

sätzlich ist es bei einer wirksamen Krebsprävention am wichtigsten, die Schutzfaktoren aus der Nahrung zu vermehren und die körpereigenen Schutzsysteme zu stärken.

So kann man der Aktivierung eines Prokanzerogens (Vorstufe eines Krebserregers) zuvorkommen oder bereits aktivierte Krebserreger (Kanzerogene) entgiften. Sogenannte Phase-I- und Phase-II-Enzyme spielen dabei eine Rolle, deren Aktivität von bestimmten sekundären Pflanzenstoffen im krebshemmenden Sinne beeinflusst werden kann.

Diese Schutzfaktoren aus der pflanzlichen Nahrung wirken als Antipromotoren und können die Krebsentstehung blockieren. Wegen ihres großen präventiven Potenzials werden sie im Anschluss an diese Einführung in Kapitel 2 ausführlicher vorgestellt.

Angriffspunkte von sekundären Pflanzenstoffen bei der Kanzerogenese (Krebsentstehung)

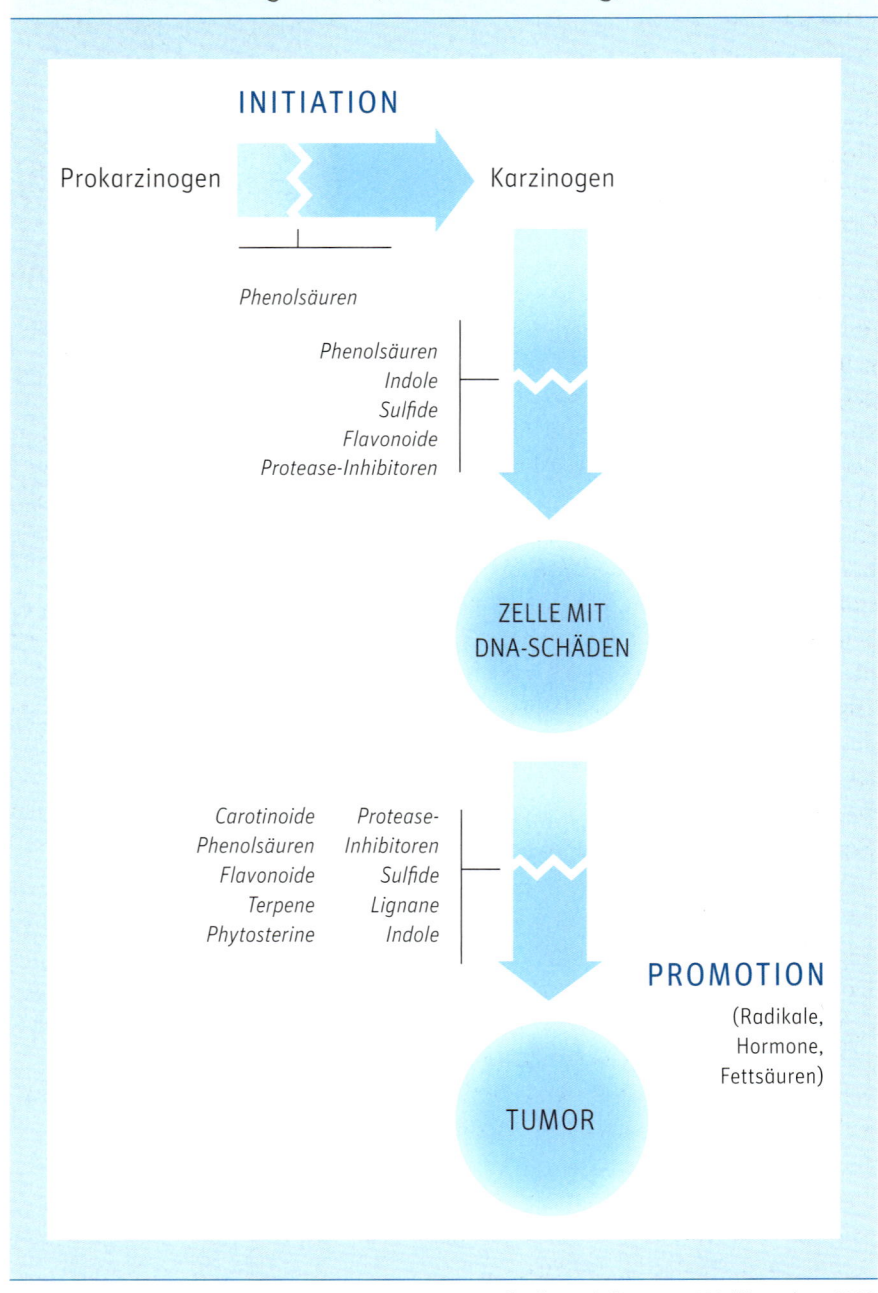

INITIATION

Prokarzinogen → Karzinogen

Phenolsäuren

Phenolsäuren
Indole
Sulfide
Flavonoide
Protease-Inhibitoren

ZELLE MIT DNA-SCHÄDEN

Carotinoide   Protease-
Phenolsäuren   Inhibitoren
Flavonoide   Sulfide
Terpene   Lignane
Phytosterine   Indole

PROMOTION
(Radikale, Hormone, Fettsäuren)

TUMOR

Quelle: nach Caragay 1992, Wattenberg 1993

Sekundäre Pflanzenstoffe von Anfang an

Am Beispiel der Umwandlung von Prokanzerogenen soll dies verdeutlicht werden. Nitrosamine und das Schimmelpilzgift Aflatoxin B1 sind Prokanzerogene, die durch Phase-I-Enzyme im menschlichen Organismus zu Kanzerogenen aktiviert werden. Sekundäre Pflanzenstoffe wie Carotinoide, Sulfide und Indole können diese enzymatische Umsetzung herabsetzen und damit der Krebsauslösung schon in einer sehr frühen Anfangsphase entgegenwirken. Phase-II-Enzyme können dagegen Nitrosamine inaktivieren. Bei diesen Enzymen sorgt also eine Steigerung der Aktivität für eine krebshemmende Wirkung.

Auch Hormone können die Krebsentstehung fördern. Die sekundären Pflanzenstoffe Indole, die zum Beispiel in Kohl-

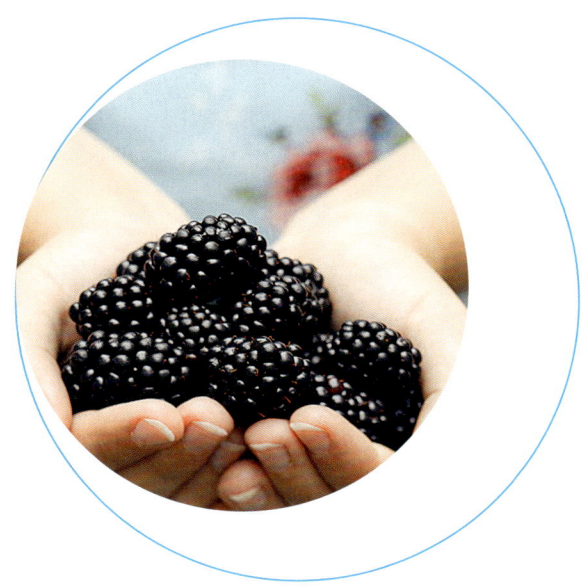

Brombeeren sind wahre Vitaminbomben und optimale Lieferanten von sekundären Pflanzenstoffen

gemüse enthalten sind, beeinflussen den Östrogenstoffwechsel und schwächen die körpereigene Hormonwirkung ab. Das Risiko für hormonabhängige Krebsarten wie zum Beispiel Brustkrebs kann dadurch erfolgreich vermindert werden. Die Forscher Caragay und Wattenberg haben bereits Anfang der 90er Jahre ein Modell entwickelt, aus dem ersichtlich wird, wie einzelne sekundäre Pflanzenstoffe in allen unterschiedlichen Stadien dem Prozess der Krebsentstehung Einhalt gebieten können (siehe Seite 28).

Aktiver Schutz durch ausgewogene Ernährung

Doch damit noch nicht genug! Neben den sekundären Pflanzenstoffen gibt es selbstverständlich noch viel mehr Möglichkeiten, wie Nahrungsbestandteile während der Tumorentstehung vorbeugend wirken können.

So sind Vitamin C und andere Antioxidanzien beispielsweise in der Lage, die Nitrosaminbildung im Magen zu

info   Sekundäre Pflanzenstoffe sind ein Stoffwechselprodukt von Pflanzen und dienen ihnen unter anderem als Abwehrstoffe, Wachstumsregulatoren oder Farbstoffe. Beim Menschen üben sie in der Regel gesundheitsfördernde Wirkungen aus – normale Verzehrsgewohnheiten vorausgesetzt.

blockieren. Sie können darüber hinaus auch unmittelbare Krebsauslöser wie freie Radikale neutralisieren. Folsäure kann die DNS schützen und deren Veränderung vermindern. Nicht zuletzt können Nahrungsinhaltsstoffe die Qualität der Immunabwehr beziehungsweise den Immunstatus mitbestimmen. Im Rahmen der Krebsprävention sollen die Initiation und die Promotion der Krebserkrankung durch allgemeingültige Ernährungsempfehlungen möglichst gebremst werden. Es geht dabei jedoch eindeutig nicht um die isolierte und möglichst hochdosierte Zufuhr einzelner Schutzstoffe aus der Nahrung.

info *Freie Radikale sind kurzlebige, aggressive Verbindungen, die Zellvorgänge stören und Zellen schädigen können. Gegenspieler der freien Radikale sind Antioxidanzien wie Vitamin C, E oder Carotinoide.*

Vielmehr sollen das Ernährungsverhalten und der Lebensmittelverzehr so verändert werden, dass sie grundlegend als krebsvorbeugend bezeichnet werden können. Einen Baustein gibt zum Beispiel die Kampagne »Fünf am Tag« vor, die anregt, täglich fünf Portionen Obst und Gemüse zu verzehren. Auch Empfehlungen, vermehrt Ballaststoffe aufzunehmen und Übergewicht zu vermeiden, sollten unbedingt eingehalten werden. Damit verbunden ist eine abwechslungsreiche und genussvolle Ernährung, die pflanzlichen Lebensmitteln den Vorzug gibt. Und für die Lebensmittelauswahl und Nahrungszubereitung gilt: so frisch und so natürlich wie möglich.

Risikofaktoren für Krebs

• Rauchen	30%
• Ernährung	30%
• Vererbung	15%
• Übergewicht und Bewegungsmangel	5%
• Infektionen	5%
• andere (Alkohol, UV-Strahlen, Umweltverschmutzung etc.)	15%

Quelle: Deutsche Krebsgesellschaft e. V.

FRAGEN ZU
ERNÄHRUNGS- UND
LEBENSGEWOHNHEITEN:

• Wie ernähre ich mich, was esse ich besonders gerne oder häufig?

• Trinke ich gerne einmal das eine oder andere Gläschen Wein zu viel, vor allem in stressigen Zeiten?

• Rauche ich?

• Wie sieht es mit Bewegung aus – bin ich regelmäßig auf den Beinen oder eher eine Couch-Potato?

• Bin ich schlank oder vermeide ich böse Überraschungen lieber, indem ich mich nicht auf die Waage stelle?

Sie haben die Fragen ehrlich beantwortet und erkennen bereits, dass Sie das eine oder andere zugunsten eines gesünderen Lebensstils verändern könnten? Dann kommt hier die gute Nachricht: Das Krebsrisiko kann entscheidend durch das Verhalten und die Ernährungsweise eingedämmt werden – und zwar in den Bereichen, in denen das eigene Zutun konkrete Chancen und Möglichkeiten eröffnet!

Wissenschaftler gehen sogar davon aus, dass das Krebsvorkommen durch positive Veränderung in der Ernährungs- und Lebensweise um 30 bis 40 Prozent gesenkt werden kann. Hierbei ist das Nichtrauchen noch gar nicht mit berücksichtigt. Allein der Verzicht auf den Glimmstengel reduziert das Krebsrisiko um 30 Prozent! Doch auch mit Krebs leben hat etwas von seinem Schrecken verloren. Bezogen auf alle Krebsarten und -stadien werden heute über 50 Prozent aller Krebserkrankungen geheilt.

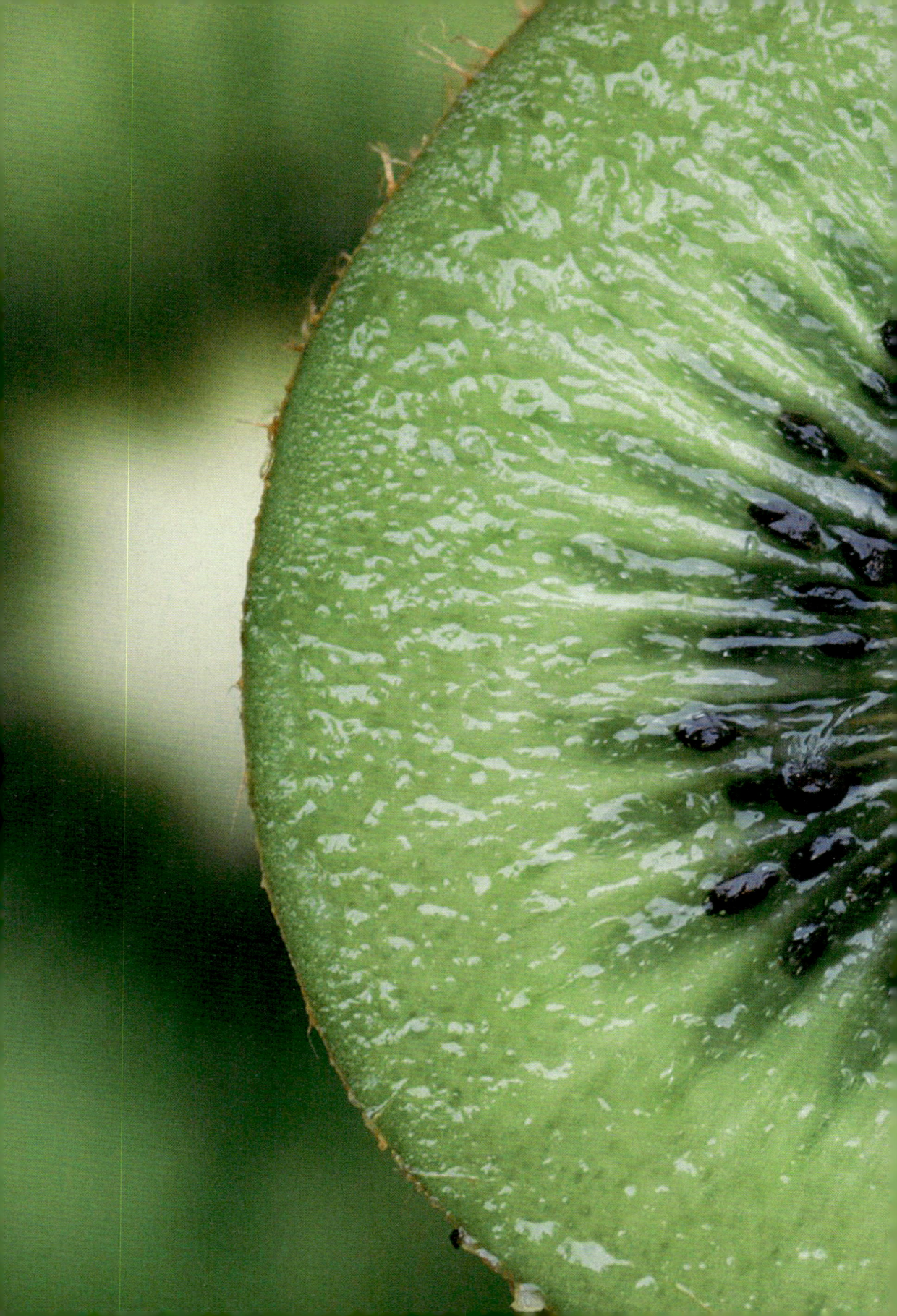

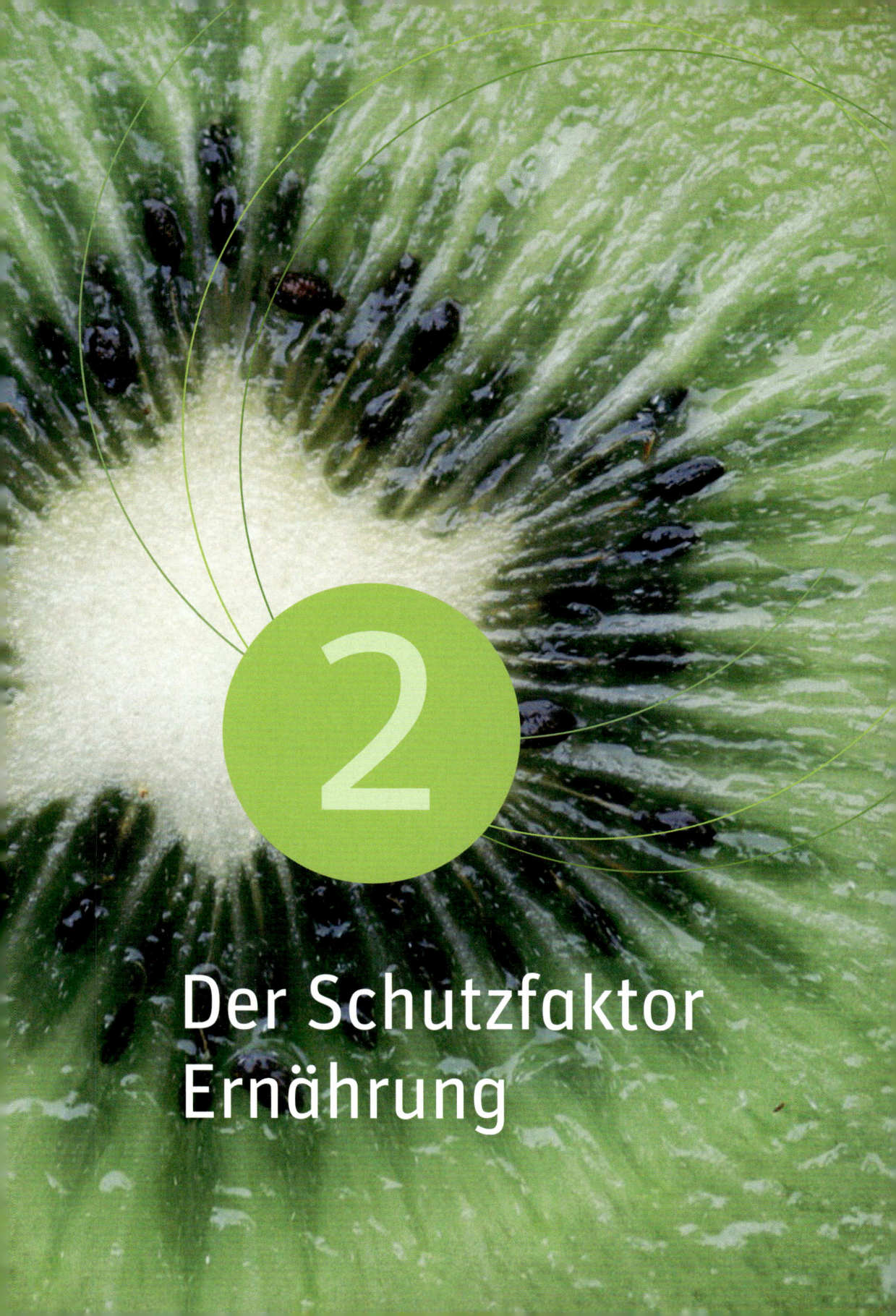

2

Der Schutzfaktor
Ernährung

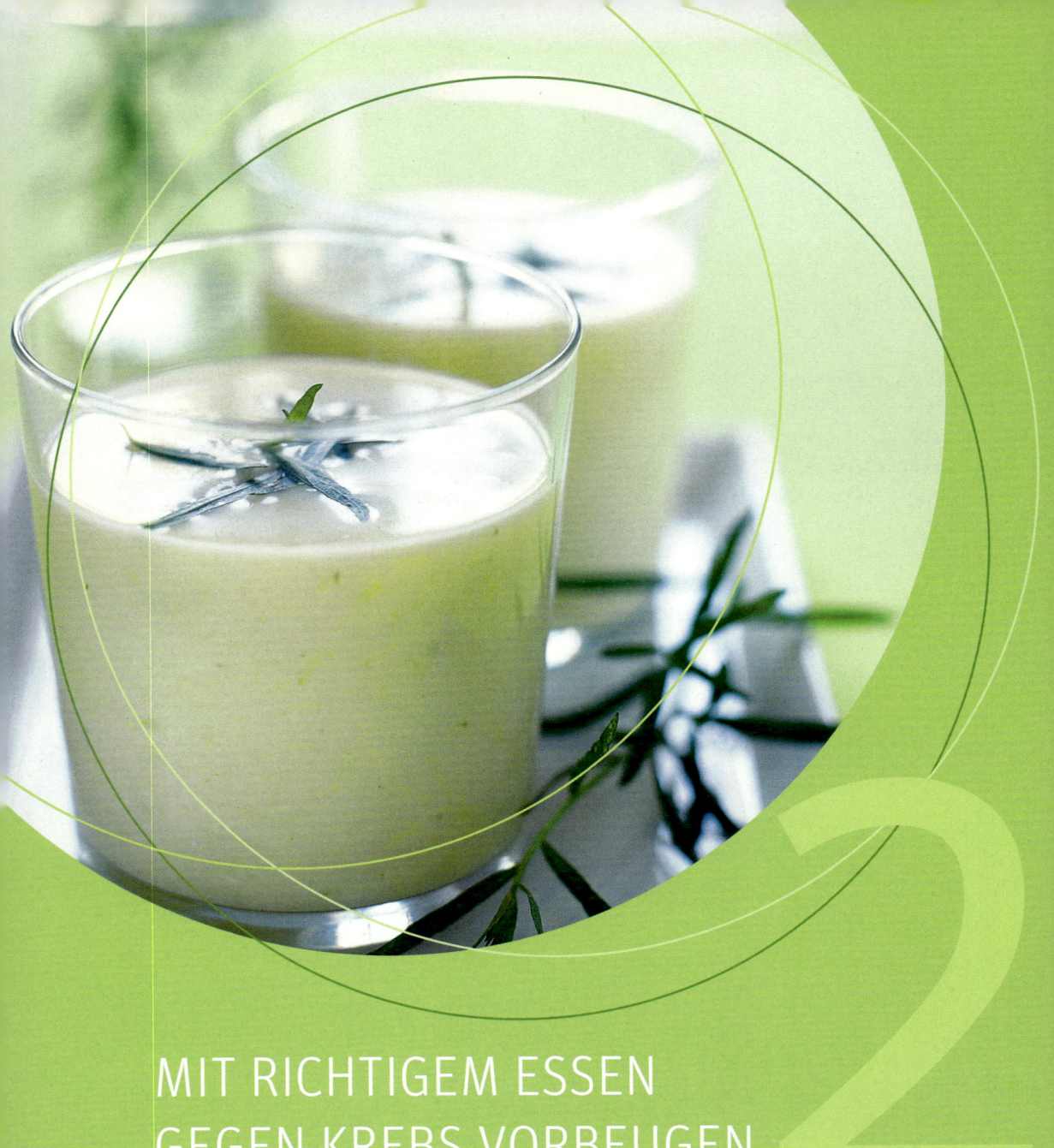

MIT RICHTIGEM ESSEN GEGEN KREBS VORBEUGEN

GESUNDES ESSEN IST die beste Vorsorge gegen Krebs. Es gibt zunehmende Erkenntnisse über das risikosenkende Potenzial bestimmter Lebensmittel. Dabei spielen weniger die einzelnen Nährstoffe als deren richtiges Zusammenspiel in einer ausgewogenen Ernährung eine Rolle.

Sekundäre Pflanzenstoffe machen Karriere

Es sind nicht nur die Vitamine, Mineralstoffe und Ballaststoffe, die Gemüse, Obst und Vollkornprodukte so gesund machen. Obendrein liefern sie alle die gesundheitsfördernden sekundären Pflanzenstoffe – kurz SPS genannt.

Lange Zeit galten diese Stoffe aus pflanzlichen Lebensmitteln eher als unbedeutend und zum Teil sogar als antinutritiv (die Nährstoffaufnahme beeinträchtigend).

---

info *Der Wandel in den englischen Bezeichnungen von »secondary plant products« über »phytochemicals« bis zu »phytoprotectants« verdeutlicht am besten das präventive Potenzial der SPS. Allgemein verständlich könnte man von »Pflanzenschutzstoffen« sprechen.*

In den letzten Jahren wurde Stück für Stück das große Präventionspotenzial dieser besonderen Stoffe erforscht. Neben verschiedenen antioxidativen Vitaminen wirken vor allem bestimmte sekundäre Pflanzenstoffe als Antikanzerogene und Antipromotoren, das heißt, sie hemmen die krebsfördernden Bedingungen. Sie wirken auf allen Stufen der Krebsentwicklung vorbeugend: So können sie sowohl die Umwandlung eines Prokanzerogens in ein Kanzerogen hemmen als auch in den Stadien Initiation und Promotion ihre Schutzwirkung entfalten.

Was sind sekundäre Pflanzenstoffe?

Der Tisch der Natur ist reichhaltig gedeckt. Mit einer gemischten, pflanzenbetonten Kost nehmen wir täglich nicht nur an die 50 Nährstoffe auf, sondern gleichzeitig auch 1,5 Gramm sekundäre Pflanzenstoffe, die sich wiederum aus der unglaublichen Zahl von bis zu 10.000 Einzelsubstanzen zusammensetzen. Der gute Ruf, der Kohl, Knoblauch, Zwiebeln, Möhren, Tomaten, Trauben und Zitrusfrüchten vorauseilt, hat ganz entscheidend mit ihrem jeweiligen Gehalt an diesen bioaktiven Pflanzenschutzstoffen zu tun.

Sekundäre Pflanzenstoffe werden von der Pflanze als Farb-, Duft- und Geschmacksstoffe gebildet und beeinflussen damit auch die Nahrungswahl des Menschen. Sie dienen Pflanzen aber auch zur Abwehr von Schädlingen und Krankheiten sowie zum Schutz vor UV-Licht. So enthalten Pflanzen zum Beispiel Carotinoide als natürlichen »Sonnenschutz«.

Sekundär heißt nicht zweitrangig

Die Bezeichnung »sekundär« ist im Gegensatz zu den primären Pflanzenstoffen zu sehen, die vorwiegend am Energiestoffwechsel und am Aufbau der Pflanzenzelle beteiligt sind. Hierzu zählen die bekannten Hauptnährstoffe Kohlenhydrate, Proteine (Eiweiße) und Fette. Die sekundären Pflanzenstoffe kommen im Vergleich dazu nur in geringsten Mengen vor und haben, wie bereits geschildert, andere Funktionen im Stoffwechsel der Pflanze.

SPS können im Körper gesundheitsfördernde sowie gesundheitsschädigende Wirkungen ausüben. Unter üblichen Verzehrsbedingungen, wenn man sich ausgewogen und vorwiegend von pflanzlichen Lebensmitteln ernährt, überwiegen eindeutig die gesundheitlichen Vorteile, wie aktuelle Forschungserkenntnisse zeigen. Eine Ausnahme bildet dabei der sekundäre Pflanzenstoff Solanin.

---

info Der sekundäre Pflanzenstoff Solanin kann abhängig von der aufgenommenen Menge Kopfschmerzen und Kreislaufstörungen auslösen. Solanin kommt in den grünen Stellen und den Keimansätzen von Kartoffeln und in grünen Tomaten vor.

Die Forschungen sind noch nicht abgeschlossen

Der Krebsschutz lässt sich durchgängig für alle Substanzgruppen und auf fast jeder Stufe der Krebsentwicklung feststellen. Kenntnisse über die vermuteten Schutzeffekte beruhen auf unterschiedlichen, längst noch nicht abgeschlossenen Untersuchungssystemen (Reagenzglas, Tierversuche und Studien am Menschen). Außerdem wurden Zusammenhänge zwischen Lebensmittelverzehr und Erkrankungsrisiko beobachtet. Beweisfähige Aussagen zum Schutzeffekt liegen bislang aber hauptsächlich für den vermehrten Verzehr pflanzlicher Lebensmittel und nicht isolierter Einzelsubstanzen in Form von Vitaminen oder sekundären Pflanzenstoffen vor. Dennoch sind diese Inhaltsstoffe für die diskutierten Schutzwirkungen zuständig.

Nutzen Sie die ganze Palette

Wegen der großen Anzahl und der unterschiedlichen Wirkungen der sekundären Pflanzenstoffe empfiehlt es sich, nicht nur mehr pflanzliche Lebensmittel auf den Tisch zu bringen, sondern auch für viel Abwechslung innerhalb dieser Gruppen im Speiseplan zu sorgen. Die gesundheitsfördernden sekundären Pflanzenstoffe lassen sich insgesamt in neun Gruppen einteilen. Die protektive (schützende) Wirkung der einzelnen Substanzgruppen und in welchen Lebensmitteln sie zu finden sind, ist in der Tabelle auf den Seiten 38/39 dargestellt.

Von »blocking agents« und Antipromotoren

Polyphenole und Glucosinolate können die Umwandlung eines inaktiven (Pro-)Kanzerogens aus der Nahrung in seine aktive Form hemmen oder die Entgiftung bereits aktivierter Krebsauslöser im Stoffwechsel anregen. Dadurch wird die DNS-Schädigung in der Anfangsphase der Krebsentwicklung herabgesetzt. Man nennt die dazu fähigen Stoffe »blocking agents«, weil sie die schädigende Wirkung der Krebsauslöser abblocken. Wenn allerdings die DNS bereits geschädigt ist und körpereigene Hormone im Abschnitt der Promotion als krebsfördernde Faktoren wirken, können Antipromotoren aus der Nahrung ein entsprechendes Gegengewicht bilden.

Positiver Einfluss auf den Hormonstoffwechsel

Tierversuche haben unlängst gezeigt, dass Phytoöstrogene aus Soja und Leinsaat sowie bestimmte Formen von Glucosinolaten (Indole) aus Kohlgemüse den Östrogenstoffwechsel positiv beeinflussen können. Dabei werden vermehrt solche Östrogene gebildet, die das Tumorwachstum nur gering fördern. Ein bis zwei Mahlzeiten pro Tag mit Gemüse wie Brokkoli und Rosenkohl sollen das Brustkrebsrisiko senken.

Japanerinnen weisen aufgrund ihrer traditionellen Ernährung eine höhere Phytoöstrogenausscheidung und eine niedrigere Sterberate bei hormonabhängigen Tumoren auf. Im Reagenzglasversuch (in vitro) konnte nachgewiesen werden, dass Genistein aus Sojabohnen die Neubildung von Blutgefäßen hemmt, so dass Tumoren im Wachstum und an der Metastasenbildung gehindert werden konnten.

Sekundäre Pflanzenstoffe können noch mehr

Eine besondere Bedeutung kommt auch den Nahrungscarotinoiden zu. Sie können hemmend auf die Krebsentstehung einwirken, indem sie die Bildung der bereits erwähnten »gap junctions« (Verbindungen zwischen Nachbarzellen) anregen. Zusätzlich verbessern Carotinoide und wahrscheinlich auch die zu den Polyphenolen zählenden Flavonoide die immunologische Abwehrsituation des Organismus.

info Sauerstoffradikale (= freie Radikale) können Körperzellen und ihre Bestandteile wie Zellmembranen und Zellkerne einschließlich der Erbinformation so schädigen, dass dadurch die Umwandlung in Tumorzellen eingeleitet wird und Krebs entstehen kann.

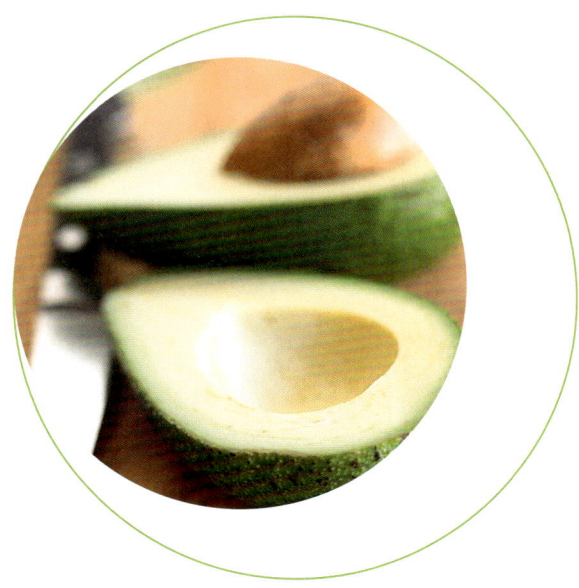

Avocados könnte man als »Butter vom Baum« bezeichnen: Sie enthalten viel Fett, darunter die günstigen einfach ungesättigten Fettsäuren

Sekundäre Pflanzenstoffe können auch als sogenannte »suppressing agents« (unterdrückende Stoffe) wirken. Dabei hemmen sie die Weiterentwicklung von Zellen, deren Erbinformation bereits durch einen Krebsauslöser geschädigt wurde, zu Krebszellen.

Nicht zuletzt bewahrt eine Reihe von sekundären Pflanzenstoffen wie Carotinoide und Polyphenole neben den klassischen antioxidativen Vitaminen C und E die Zellen wirksam vor Schädigungen durch reaktionsfreudige Sauerstoffverbindungen. Insgesamt kommt den im Körper und durch verschiedene Umwelteinflüsse vermehrt gebildeten aggressiven freien Radikalen eine entscheidende Beteiligung beim komplexen Vorgang der Krebsentstehung zu. Die Schutzwirkung der sekundären Pflanzen-

Gesundheitsschutz mit sekundären Pflanzenstoffen

Sekundäre Pflanzenstoffe	Lebensmittel	Möglicher Schutz vor
Carotinoide *gelbe, orangerote und rote Farbstoffe der Pflanzen*	Möhren, Paprika, Aprikosen, Tomaten, Kürbis, dunkelgrünes Gemüse	Krebs, Herz-Kreislauf-Erkrankungen, Zellschäden durch freie Radikale, Schwächung des Immunsystems, Abnahme der Sehleistung
Glucosinolate *schwefelhaltige Verbindungen mit scharfem Geschmack und intensivem Geruch*	Kohlgemüse, Rettich, Kresse, Radieschen, Sauerkraut, Senf	Krebs, Herz-Kreislauf-Erkrankungen, Infektionen durch Viren/Bakterien/ Pilze
Enzym-Inhibitoren *Pflanzenstoffe, die die Verdauung von Eiweiß und Stärke hemmen*	Sojabohnen, Erbsen, Getreide, Linsen, Bohnen, Kartoffeln	Krebs, Zellschäden durch freie Radikale, Diabetes
Phytoöstrogene (Isoflavone und Lignane) *pflanzliche Hormone, die im Aufbau und in der Wirkung dem weiblichen Sexualhormon Östrogen ähneln*	Sojabohnen, Getreide, Leinsamen, Erbsen, Linsen, Bohnen	Krebs, Herz-Kreislauf-Erkrankungen, Wechseljahresbeschwerden, Osteoporose, Prostataerkrankungen
Phytosterine *pflanzliche Fette, die im Aufbau dem tierischen Cholesterin ähneln, aber dessen Aufnahme hemmen*	Soja, Avocado, Sonnenblumenkerne, Sesam, Getreidekeime, Nüsse, kaltgepresste (nicht raffinierte) Pflanzenöle	Krebs, Herz-Kreislauf-Erkrankungen, erhöhten Blutcholesterinspiegeln

Sekundäre Pflanzenstoffe	Lebensmittel	Möglicher Schutz vor
Polyphenole *Flavonoide = gelbe, leuchtend rote, violette und blaue Pflanzenfarbstoffe* *Phenolsäuren = aromagebende Gerb-, Bitter- und Scharfstoffe*	Rotkohl, Radieschen, rote Zwiebeln, rote Salate, Auberginen, rote Kirschen, Äpfel Pflaumen, Pfirsiche, Wein und Tee Erdbeeren, Walnüsse, Trauben	Krebs, Herz-Kreislauf-Erkrankungen, Zellschäden durch freie Radikale, Infektionen durch Viren/Bakterien/Pilze, Entzündungen, Diabetes, Thrombozytenaggregation (»blutverdünnende Wirkung«)
Saponine *pflanzliche Inhaltsstoffe mit bitterem Geschmack, Emulgator- und Schaumwirkung*	Erbsen, Bohnen, Linsen, Spargel, Spinat, Rote Bete	Krebs, Herz-Kreislauf-Erkrankungen, Infektionen durch Viren/Bakterien/Pilze, Schwächung des Immunsystems
Sulfide *schwefelhaltige Wirkstoffe mit starkem Geruch und Geschmack*	Lauchgewächse wie Knoblauch, Zwiebeln, Porree (Lauch), Schnittlauch, Bärlauch	Krebs, Herz-Kreislauf-Erkrankungen, erhöhter Blutgerinnungsneigung (»blutverdünnende Wirkung«), Zellschäden durch freie Radikale, Infektionen durch Viren/Bakterien/Pilze, Entzündungen, Verdauungsstörungen
Monoterpene *aromatische, ätherische Öle in Pflanzen*	Gewürze wie Kümmel, Anis, Fenchel, Koriander, Basilikum, Zitrusfrüchte, Pfefferminze	Krebs, Verdauungsstörungen, Infektionen durch Viren/Bakterien/Pilze

Quelle: aid infodienst

stoffe ist dabei im Vergleich zur Wirkung der antioxidativen Mikronährstoffe (Vitamin C, Vitamin E und das Spurenelement Selen) um etliches größer.

---

info *Ein einfacher Mengenvergleich zeigt es eindrucksvoll: Mit der täglichen Mischkost nehmen wir etwa 100 bis 150 Milligramm antioxidative Mikronährstoffe und 1000 bis 1500 Milligramm sekundäre Pflanzenstoffe pro Tag auf. Vegetarier kommen auf noch höhere Werte.*

Selbst bei vergleichbaren Mengen sind sekundäre Pflanzenstoffe zum Teil deutlich effektiver in ihrer antioxidativen Wirkung als Vitamine. Alles in allem unterstreichen diese Zusammenhänge die große Bedeutung von sekundären Pflanzenstoffen aus Gemüse und Obst sowie Getreide und Hülsenfrüchten als Antioxidanzien und als krebsvorbeugende Schutzstoffe. Es ist deshalb nicht angebracht, sich nur auf einzelne Vitamine – womöglich noch hoch dosiert in Kapseln und Tabletten – zu verlassen.

Nahrungsergänzung – ein vernünftiger Kompromiss

Im Ernährungsbericht 1996 der Deutschen Gesellschaft für Ernährung werden die wesentlichen Argumente dafür ausgeführt, die empfohlenen Mengen an antioxidativen Mikronährstoffen (150 mg Vitamin C, 15 bis 30 mg Vitamin E und 2 bis 4 mg Beta-Carotin) mit der Nahrung und nicht mit Nahrungsergänzungsmitteln aufzunehmen.

Wörtlich heißt es: »Hoher Obst- und Gemüseverzehr erleichtert die Realisierung der Empfehlungen für eine gesunde Ernährung, insbesondere die Reduktion der Energie-, Fett- und Kochsalzzufuhr. Eine dem Bedarf angepasste Energiezufuhr, Reduktion des Fett- und Kochsalzverzehrs sind Bestandteile der allgemeinen Ernährungsempfehlungen zur Tumorprophylaxe.«

Dem ist aus Sicht der Prävention nichts hinzuzufügen. Im Fall einer besonderen Belastung oder eines erhöhten Bedarfs antioxidativer Schutzstoffe infolge bereits vorhandener Erkrankungen kann in Abstimmung mit dem Arzt eine Nahrungsergänzung (Supplementierung) durchaus sinnvoll sein. Dabei muss deren Zusammensetzung sorgfältig beachtet werden, denn es gibt gerade bei den Antioxidanzien sowohl sich ergänzende, unterstützende Kombinationseffekte als auch möglicherweise nachteilige oder sogar gegenteilige Folgen zu hoch dosierter Einzelsubstanzen. In einer ausgewogenen Ernährung ist das richtige Zusammenspiel verschiedener Schutzstoffe eher gewährleistet.

Sekundäre Pflanzenstoffe – mehr als nur Antioxidanzien

Obwohl in der populärwissenschaftlichen Diskussion das gesundheitsfördernde Potenzial von Gemüse und Obst fast nur mit deren antioxidativen Fähigkeiten erklärt wird, spielen vermutlich für die Schutzwirkung der pflanzlichen Lebensmittel andere Mechanismen eine ebenso große, wenn nicht manchmal sogar die entscheidende Rolle.

ANTIOXIDATIVER SCHUTZ
FÜR RAUCHER

Rauchen ist das Hauptrisiko für Lungenkrebs – die bei Männern immer noch häufigste Krebserkrankung, allerdings mit leicht abnehmender Tendenz. Frauen sind deutlich weniger betroffen. Die Zahl der Todesfälle durch Lungenkrebs steigt jedoch insgesamt an.

Die Hoffnung ist entsprechend groß, den durch Rauchen verursachten Schäden durch antioxidative Vitamine in höherer Dosierung vorbeugen zu können. In Gemüse und Obst sind die Vitamine C und E sowie Beta-Carotin natürlich reichlich vorhanden. Eine Ernährung, die reich an Gemüse und Obst ist, kann also das Lungenkrebsrisiko senken und ist deshalb auch uneingeschränkt zu empfehlen.

ACHTUNG BEI ZU VIEL BETA-CAROTIN!

Bei der isolierten Zufuhr von höher dosiertem Beta-Carotin als Nahrungsergänzung ist bei Rauchern Vorsicht geboten. Bei Rauchern verliert die Vorstufe des Vitamins A seinen Schutzeffekt und entwickelt sogar eine schädliche Wirkung. Raucher sollten daher nicht mehr als die allgemein als sicher bezeichnete Dosierung von 10 Milligramm Beta-Carotin pro Tag in Form von Nahrungsergänzungsmitteln aufnehmen.

Der beste Schutz vor Lungenkrebs ist nach wie vor das Nichtrauchen!

DER MIX MACHT'S

Beta-Carotin ist ein »Marker« und somit ein deutliches Kennzeichen für eine gemüse- und obstreiche Ernährung. Es ist aber eben nur einer von vielen potenziellen Schutzfaktoren und gesundheitlichen Vorteilen, die sich aus einem insgesamt hohen Gemüse- und Obstverzehr ergeben können. Mit Obst und Gemüse werden neben Beta-Carotin auch weitere, in Supplementen oft nicht enthaltene Carotinoide wie Canthaxanthin, Lutein, Alpha-Carotin oder Lykopin aufgenommen, die ebenfalls antikanzerogene Eigenschaften besitzen und die Kommunikation zwischen den Zellen fördern. Achten Sie deshalb bei Nahrungsergänzungsmitteln auf natürliche, sogenannte gemischte Carotinoide.

Sekundäre Pflanzenstoffe in Obst und Gemüse sind weitaus mehr als nur Radikalfänger. Sie können zum Beispiel – wie bereits angedeutet – die Aktivierung krebserzeugender Substanzen unterdrücken, das Wachstum von Tumorzellen behindern oder deren Versorgung abschneiden, indem sie die Bildung neuer Blutgefäße stoppen. Hierbei helfen später noch im Detail zu erläuternde bioaktive Substanzen wie Ellagsäure, EGCG, Curcumin und auch die Omega-3-Fettsäuren mit, die allerdings keine SPS sind.

---

info *Pflanzliche Nahrungsmittel sind reich an bioaktiven Substanzen. Dazu gehören die Gruppe der sekundären Pflanzenstoffe und die Gruppe der Ballaststoffe. Sie bestimmen wesentlich die Qualität von Gemüse und Obst mit.*

Entzündung und Krebsentstehung

Ganz wichtig ist auch der Zusammenhang zwischen Entzündung und Krebsentstehung im Körper – als »entzündungsgetriebene Kanzerogenese« bezeichnet.

Da Entzündung und Tumorentstehung mit einem prooxidativen Zustand der betroffenen Gewebe einhergehen, hat sich die Forschung lange Zeit auf den Einsatz von antioxidativen Nahrungsbestandteilen zur Krebsprävention konzentriert. Dieser Ansatz wird – zumindest in seiner Ausschließlichkeit – in der Zwischenzeit in Frage gestellt. Es wird vermehrt das entzündungshemmende Potenzial bestimmter Nahrungsinhaltsstoffe untersucht. Entzün-

dungsreaktionen bzw. -marker wie die Cytokine können auch zu einem gesteigerten Risiko, an Diabetes sowie Arteriosklerose zu erkranken, beitragen.

Antientzündliche Ernährung

Als Erklärungsansatz für das erhöhte Krebsrisiko bei Entzündungen wird angeführt, dass Krebszellen natürliche Vorgänge, die bei einer Entzündung ablaufen, nutzen würden, um ihr eigenes Wachstum und ihre Verbreitung voranzutreiben. Sie verhielten sich wie eine Wunde, bei der das Zellwachstum stimuliert wird, um Verletzungen zu reparieren.

Anders als bei verletztem Gewebe erfolgt keine Rückkehr in den normalen Zustand. Die Krebszellen produzieren entzündungsfördernde Stoffe, die neue Blutgefäße wachsen lassen, und halten so einen Teufelskreis aufrecht. Diese chronischen Entzündungsprozesse gilt es, durch entsprechende Nahrungsstoffe zu unterbrechen, die anders als ein Medikament auf unterschiedliche Weise wirken und sich gegenseitig unterstützen können.

Erfolgversprechende Kandidaten hierfür sind zum Beispiel das Sulforaphan aus Kohlgemüse, das die Apoptose der Krebszelle in Gang setzen soll, das Curcumin aus dem indischen Kurkumagewürz (wegen seiner gelben Farbe auch »indischer Safran« genannt) sowie das EGCG aus grünem Tee.

Weiterhin haben insbesondere die langkettigen Omega-3-Fettsäuren aus marinen Quellen antientzündliche Eigenschaften. Ebenso wird ein diesbezüglich positiver Effekt bei einer kohlenhydratbewussten Ernährung mit einem niedrigen glykämischen Index (Glyx, GI) diskutiert, wodurch Blutzuckerspitzen vermieden werden sollen. Lesen Sie dazu vor allem die Porträts der wichtigsten krebsvorbeugenden Lebensmittel (ab Seite 52). Sie werden feststellen, dass es hauptsächlich pflanzliche Lebensmittel mit hohem Ballaststoffgehalt und niedriger Energiedichte sind, ergänzt durch zwei wöchentliche Mahlzeiten mit Omega-3-haltigem Meeresfisch.

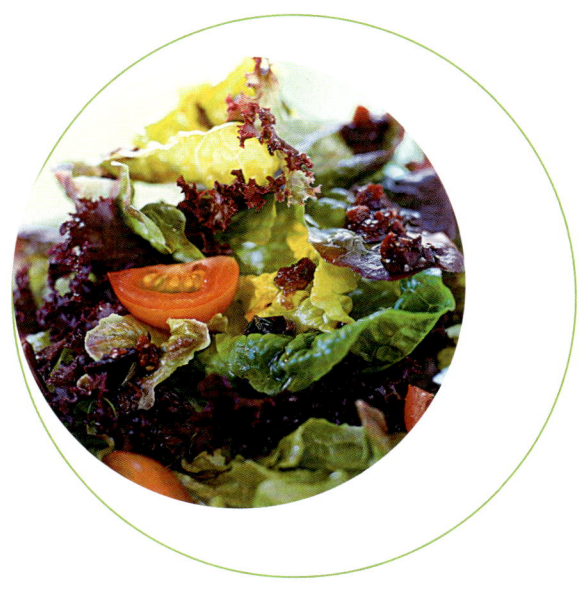

Salat enthält viele Schutzstoffe und es gibt ihn in allen vorstellbaren Variationen – glatt oder kraus, rot oder grün, bitter oder mild

Krebsvorbeugende Wirkung der Ballaststoffe

Die krebsvorbeugende Wirkung der Ballaststoffe beruht auf mehreren Mechanismen. Krebsauslösende Substanzen aus dem Essen können im Magen-Darm-Trakt gebunden und schneller ausgeschieden werden. Wasserlösliche Ballaststoffe aus Obst, Gemüse und zum Beispiel Hafer können die zu den krebsauslösenden Substanzen zählenden sekundären Gallensäuren im Darm binden. Durch Darmbakterien werden Ballaststoffe im Dickdarm außerdem zu kurzkettigen Fettsäuren abgebaut. Vor allem die Buttersäure (Butyrat) übt dabei eine besondere Wirkung aus: Sie stabilisiert die Darmschleimhautzellen und schützt so vor Dickdarmkrebs. Durch die kurzkettigen Fettsäuren kommt es zu einer Absenkung des pH-Wertes im Darm. Dadurch wird wiederum das Enzym gehemmt, das am bakteriellen Abbau der primären und sekundären Gallensäuren beteiligt ist. Ballaststoffe fördern auch das Wachstum von Darmbakterien, die auf verschiedene Weise die Gesundheit schützen und die körpereigenen Abwehrkräfte unterstützen

können. Aufgrund ihrer hohen Quellfähigkeit erhöhen Ballaststoffe das Stuhlgewicht, verdünnen so die Konzentration aller möglichen Kanzerogene im Darm und verringern über die beschleunigte Ausscheidung auch die Kontaktzeit dieser Krebsauslöser mit der Dickdarmschleimhaut. Ballaststoffreiche Kost in Form von reichlich Gemüse, Obst, Hülsenfrüchten und Vollkorn ist meistens fettärmer als die Durchschnittskost. Ein weiterer Pluspunkt – denn eine hohe Fettzufuhr würde zu einer gesteigerten Bildung von primären Gallensäuren, die dann zu sekundären Gallensäuren abgebaut werden können, führen. Besonders riskant erweist sich demzufolge eine Ernährung mit hohem Fettanteil und gleichzeitig niedriger Ballaststoffaufnahme.

Ein starkes Team: Ballaststoffe und sekundäre Pflanzenstoffe

Die genannten ballaststoffreichen Lebensmittel (siehe auch in der Tabelle unten) sind bekanntlich auch die besten Quellen für sekundäre Pflanzenstoffe. So kann die Kombination aus Ballaststoffen und Phytoöstrogenen in Verbindung mit einer fettbewussten Ernährung dafür sorgen, dass die freien Östrogene in Schach gehalten werden.

Diese wiederum fördern die Entstehung von Brustkrebs. Andererseits können eine fettreiche Kost, die einhergeht mit einer verstärkten Bauchfettansammlung und einem Anstieg an freien Fettsäuren im Blut, und gleichzeitig eine stärke- und zuckerreiche Ernährung mit geringem Ballast-

info Der Ballaststoffverzehr hat in den letzten Jahrzehnten deutlich abgenommen. Die Nahrungsmittel werden vor allem in den westlichen Ländern zunehmend industriell verarbeitet, wodurch deren Ballaststoffgehalt sinkt. Empfohlen wird eine tägliche Zufuhr von mindestens 30 Gramm.

stoffanteil zu einer Insulinresistenz (verminderte Insulinwirkung) führen. Dadurch kann wiederum der Spiegel an freiem Östrogen erhöht werden. Dies erklärt die immer wieder diskutierten möglichen Zu-

Ballaststoffe – so viel ist drin

Lebensmittel	Ballaststoffgehalt (pro 100 g)	Lebensmittel	Ballaststoffgehalt (pro 100 g)
Birne	3,3 g	Sauerkraut	2,1 g
Apfel	2,0 g	Roggenkörner	13,2 g
Erdbeeren	1,6 g	Weizenkörner	13,3 g
Banane	1,8 g	Roggenvollkornbrot	8,1 g
Aprikosen	1,5 g	Naturreis	4,0 g
Artischocken	10,8 g	Erbsen, getrocknet	16,6 g
Knollensellerie	4,2 g	Weiße Bohnen, getrocknet	23,2 g
Möhren	3,6 g	Kichererbsen, getrocknet	15,5 g
Paprikaschote	3,6 g	Linsen, getrocknet	17,0 g

Quelle: Nährwerttabellen des Fachbuchhandels

sammenhänge zwischen (hoher) Fettaufnahme, insbesondere bei sehr kalorienreicher Ernährung, Übergewicht und Brustkrebsrisiko.

Die beste Empfehlung ist in jedem Fall ein abwechslungsreicher Ballaststoffverzehr, jeweils zur Hälfte aus Gemüse und Obst sowie Vollkornprodukten.

Pre- und Probiotika für einen gesunden Darm

Das Thema Pre- und Probiotika ist aktuell wie nie und zählt heute zu den populären gesundheitsfördernden Ernährungsstrategien. Der Dickdarm ist im Gegensatz zum übrigen Magen-Darm-Trakt außerordentlich dicht mit verschiedenen Bakterien besiedelt – deren Bedeutung für die Gesundheit wird derzeit noch entschlüsselt. Pre- und Probiotika wirken sich dabei günstig auf die Darmflora aus.

Sie sollen unerwünschte Keime verdrängen und als eine Art Schutzwall auf der Oberfläche der Darmschleimhaut wirken. Verschiedene Effekte werden diskutiert, unter anderem die Stärkung der Abwehrkräfte des Immunsystems und damit die Aktivierung der Tumorabwehr.

Prebiotika

Prebiotika gehören zu den unverdaulichen Nahrungsbestandteilen wie zum Beispiel Ballaststoffe, resistente Stärken und Oligosaccharide. Sie stimulieren das Wachstum der bereits angesiedelten nützlichen Darmbakterien (z. B. Bifidobakterien). Im gleichen Zuge wird das Wachstum fremder oder sogar krank machender Mikroorganismen unterdrückt.

Zur Gruppe der prebiotischen Stoffe zählen Inulin und Oligofruktose aus Zwiebeln, Topinambur, Schwarzwurzeln und Chicoréewurzeln sowie Oligosaccharide aus Sojabohnen. Prebiotische Ballaststoffe werden aufgrund ihrer gesundheitsfördernden Eigenschaften auch oft speziellen Produkten zugefügt. Diese gehören dann zu den sogenannten Functional Foods oder funktionellen Lebensmitteln (siehe S. 46).

Probiotika

Probiotika sind lebende Mikroorganismen bzw. Bakterienkulturen, die nach ihrem Verzehr den menschlichen Darm mit gesundheitsfördernden Bakterien besiedeln sollten. Zu ihnen gehören vor allem milchsäureproduzierende Bakterienstämme wie zum Beispiel Bifidobakterien und probiotische Laktobazillen. Diese Keime lassen sich nicht langfristig im Darm ansiedeln, sondern müssen regelmäßig zugeführt werden.

Beispiele für probiotische Bakterienstämme

- Lactobacillus acidophilus
- Lactobacillus casei
- Lactobacillus johnsonii
- Bifidobacterium animalis
- Bifidobacterium bifidum
- Bifidobacterium breve

Die meisten probiotischen Lebensmittel finden sich heute im Bereich der fermentierten Milchprodukte wie beispielsweise in Joghurt, Quarkzubereitungen und Käse. Diese Produkte enthalten bereits von Natur aus lebende Milchsäurebakterien und sind somit vom Verbraucher schon bestens akzeptiert. Werden diesen Milchprodukten dann noch probiotische Mikroorganismen zugesetzt, so ergibt sich ein gesundheitlicher Zusatznutzen. Diese Lebensmittel gehören dann ebenfalls zur Gruppe der Functional Foods.

Diese funktionellen Lebensmittel haben durch Anreicherung mit besonderen Zutaten ein gesundheitsförderndes Plus. Neben Milchprodukten sind es vor allem Getreideprodukte wie Frühstückscerealien und Backwaren sowie Getränke – in diesen Fällen mit prebiotischen Ballaststoffen.

Functional Foods

Der Begriff Functional Foods umschreibt Lebensmittel, die neben ihrer klassischen Funktion, nämlich der Grundversorgung mit lebenswichtigen Nährstoffen, einen zusätzlichen Nutzen haben. Dieser Zusatznutzen soll den Gesundheitszustand des Menschen verbessern und Krankheiten vorbeugen.

Functional Foods sind Lebensmittel mit folgenden Eigenschaften:

- Es ist Bestandteil einer normalen Ernährungsweise (keine Tablette, Kapsel oder Pulver).

- Es kann täglich verzehrt werden.

- Es besitzt eine bestimmte Funktion (z. B. Immunsystem stärken, physische oder mentale Leistungsfähigkeit verbessern, ernährungsmitbedingten Krankheiten sowie vorzeitigen Alterungsprozessen vorbeugen).

Beispiele für Inhaltsstoffe funktioneller Lebensmittel:

- Ballaststoffe
- Milchsäurebakterien
- Mineralstoffe
- Omega-3-Fettsäuren

- antioxidative Vitamine
- sekundäre Pflanzenstoffe
- Aminosäuren

So wirken Probiotika im Dickdarm

Offensichtlich sind Milchsäurebakterien in der Lage, die Aktivität bestimmter Enzyme herabzusetzen, die bei der Umwandlung von Krebsvorstufen in krebsauslösende Substanzen beteiligt sind. Die Verringerung bestimmter bakterieller Enzyme im Darm wie beispielsweise der Nitroreduktase und Azoreduktase senkt wiederum das Risiko für Dickdarmkrebs. So finden sich zum Beispiel in Stuhlproben von Bevölkerungsgruppen, bei denen niedrige Darmkrebsraten anzutreffen sind (etwa von Japanern), mehr Laktobazillen.

Ein weiterer Krebsschutzeffekt ergibt sich aus der verminderten Umwandlungsrate von primären und sekundären Gallensäuren durch Lactobacillus acidophilus. Bei fettreicher Ernährung gelangen vermehrt primäre Gallensäuren, die zur Fettverdauung benötigt werden, in den Dickdarm. Unter dem Einfluss von bakteriell gebildeten Enzymen werden sie dort in die sekundäre Form umgewandelt. Diese ist an der Entstehung von Dickdarmkrebs mitbeteiligt. Laktobazillen senken den pH-Wert im Dickdarm und hemmen dadurch die Aktivität dieser Enzyme. Eine Kost, die reich an Ballaststoffen und Laktobazillen ist, beschleunigt zudem die Ausscheidung der Gallensäuren.

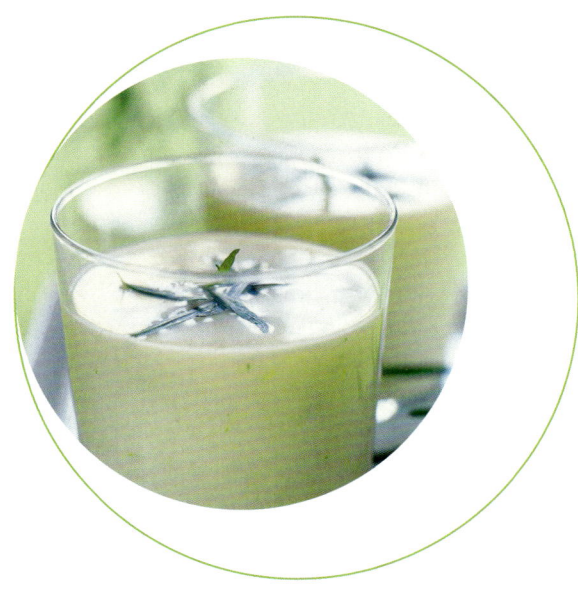

Probiotische Milchprodukte unterstützen die Immunabwehr im Darm

Es wird außerdem vermutet, dass bestimmte Laktobazillen-Stämme der Nitrosaminbildung Nitrit entziehen.

Durch die regelmäßige Aufnahme von Laktobazillen können die Entstehung krebsauslösender und mutagener (die DNS verändernde) Substanzen im Darm und damit das Dickdarmkrebsrisiko vermindert werden. Milchsauer vergorene, fermentierte Milchprodukte sollen auch das Blasenkrebsrisiko senken.

Phytoöstrogene brauchen Bakterien

Eine weitere Facette im Zusammenhang von Krebs, Ernährung und Darmflora sind die bereits angesprochenen Phytoöstrogene. Diese pflanzlichen Hormone zählen zu den sekundären Pflanzeninhaltsstoffen.

---

info *Nitrosamine gelten als stark krebserzeugend (kanzerogen) und können sich sowohl in Lebensmitteln als auch im Körper durch die Reaktion von Nitrat beziehungsweise Nitrit mit Aminen aus Eiweißstoffen bilden.*

Hohe Konzentrationen finden sich etwa in der Sojabohne. In der westlichen Ernährung bilden vor allem Vollkornprodukte zum Beispiel aus Roggen sowie Leinsamen die wichtigsten Quellen.

Hauptvertreter der Substanzgruppe der Phytoöstrogene sind Lignane und Isoflavonoide. Sie haben selbst eine geringe hormonelle Wirkung. Durch die Bakterien der Darmflora werden sie erst zu den eigentlichen Wirksubstanzen umgewandelt. Es wird angenommen, dass sie der Entstehung von Prostata- und Brustkrebs vorbeugen.

An diesem Beispiel wird einmal mehr ersichtlich, wie wichtig das Zusammenspiel mehrerer Ernährungsfaktoren ist – und das nicht nur in der Krebsprävention.

Das Schutzvitamin Folsäure

Folsäure führte viele Jahre als Vitamin ein Schattendasein. Heute ist besonders alarmierend, dass ein Großteil der Bevölkerung mit diesem lebenswichtigen Vitamin aus der B-Gruppe nicht ausreichend versorgt ist. Der Grund dafür ist einfach: Es werden zu wenig frisches Gemüse und Obst gegessen. Hinzu kommt, dass dieses Vitamin sehr empfindlich bei der Lagerung und Nahrungszubereitung ist.

Zu den grundlegenden Aufgaben der Folsäure zählt die Beteiligung am Vorgang der Zellteilung und Zellneubildung. Das betrifft vor allem die roten und weißen Blutkörperchen sowie die Zellen der Schleimhäute. Folsäure ist notwendig für die DNS- und RNS-Synthese und ist an der ordnungsgemäßen Zellwachstumsregulation beteiligt. Ein Mangel an Folsäure könnte zu größerer DNS-Instabilität führen. Tatsächlich werden niedrige Folsäurekonzentrationen im Blut mit der Entstehung einiger Krebsarten in Verbindung gebracht. Dementsprechend wird diskutiert, ob der krebsvorbeugende Effekt einer an Gemüse und Obst reichen Ernährung neben den Gehalten an antioxidativen Mikronährstoffen, Ballaststoffen und sekundären Pflanzenstoffen nicht auch mit der relativ hohen Folsäurekonzentration in diesen Lebensmitteln zu tun hat.

info Der Name Folsäure leitet sich vom lateinischen Wort »folium« für Blatt ab. Das weist auf das reichliche Vorkommen in Blattgemüse und Salaten hin. Aber auch Brokkoli, Vollkornprodukte, Sojabohnen und Orangen sind gute Quellen für Folsäure.

Fett ist nicht gleich Fett

Einfach ungesättigte Fettsäuren (EUFS) aus Olivenöl oder Rapsöl sowie bestimmte mehrfach ungesättigte Fettsäuren (MUFS) aus Kaltwasserfischen (Omega-3-Fettsäuren) gelten allgemein als gesundheitsfördernd und ausgesprochen erwünscht in unserer Ernährung. Somit stehen auf dem Krebsschutz-Speiseplan neben reichlich Gemüse, Obst und anderen pflanzlichen Fitmachern vor allem kaltgepresstes Olivenöl oder Rapsöl sowie möglichst zwei Meeresfischgerichte in der Woche. Die Tabelle gibt Ihnen einen Überblick, in welchen Mengen die wichtigsten Fettsäuren – gesättigte Fett-

Überblick über die Verteilung der Fettsäuren in verschiedenen Fetten und Ölen (in 100 g essbarem Anteil)

	Anteil an GFS	Anteil an EUFS	Anteil an MUFS
Rindertalg	50 g	40 g	3 g
Schweineschmalz	41 g	41 g	10 g
Olivenöl	14 g	71 g	9 g
Rapsöl	7 g	58 g	31 g
Sonnenblumenöl	11 g	20 g	63 g
Maiskeimöl	13 g	26 g	56 g
Distelöl	9 g	11 g	76 g
Leinöl	10 g	18 g	68 g
im Vergleich:			
Makrele	3,1 g	3,9 g	3,1 g

Quelle: Nährwerttabellen des Fachbuchhandels

säuren (GFS), einfach ungesättigte Fettsäuren (EUFS) sowie mehrfach ungesättigte Fettsäuren (MUFS) – in unseren wichtigsten Fetten und Ölen vorkommen.

Olivenöl – ein ganz besonderer Saft

Olivenöl ist das Hauptspeisefett in der Ernährung der Bevölkerung in den Mittelmeerländern. Aus ernährungsphysiologischer Sicht steht es neben dem einheimischen Rapsöl ganz oben in der Rangreihe der Speiseöle – und das aus gutem Grund. Durch seinen hohen Gehalt an einfach ungesättigten Fettsäuren ist es weniger empfindlich gegen nachteilige Sauerstoffreaktionen. Darüber hinaus enthält es antioxidative Bestandteile aus der Gruppe der sekundären Pflanzenstoffe.

Diese sogenannten phenolischen Verbindungen können vor allem bei den kaltgepressten Olivenölen freie Sauerstoffradikale – die Krebs auslösen können – wirksam in Schach halten. Phenolverbindungen des Olivenöls können als schlagkräftige Antioxidanzien somit gut mit den klassischen Radikalfängern wie Vitamin E (alpha-Tocopherol) mithalten. Ein ganz aktuelles Untersuchungsergebnis ist schließlich das Auffinden von Lignanen – die zu den sogenannten Phytoöstrogene zählen – in kaltgepresstem Olivenöl. Über deren mögliches Krebsschutzpotenzial wurde bereits berichtet.

info *Kaltgepresste Öle werden nicht raffiniert. Dadurch weisen sie wesentlich höhere Anteile an erwünschten Inhaltsstoffen wie Vitamin E oder Carotinoiden auf. Allerdings kann auch der Gehalt an Umweltschadstoffen etwas höher sein.*

Ölwechsel in der Küche

Gegenwärtig ist in der Ernährung der meisten Mitteleuropäer ein ungünstiges Verhältnis in der Verteilung der Fettsäuren zu beobachten. Der Anteil an gesättigten Fettsäuren (GFS) aus tierischen Lebensmitteln, festen und gehärteten Pflanzenfetten, ist nach wie vor zu hoch.

Innerhalb der Gruppe der mehrfach ungesättigten Fettsäuren sollten Fette der Omega-3-Familie einen höheren Stellenwert bekommen. Omega-3-Fettsäuren finden Sie vor allem in Meeresfischen, in Raps-, Walnuss- und Leinöl.

Machen Sie einen Ölwechsel in Ihrer Küche! Verwenden Sie lieber Oliven- oder Rapsöl statt beispielsweise Distelöl. Auch Leinöl eignet sich gut für Salate. Wenn Sie dann noch zwei Fleischmahlzeiten pro Woche durch zwei Meeresfischgerichte austauschen, stimmt die Fettsäureverteilung in Ihrer Ernährung fast automatisch.

Mediterrane Küche: Genießen wie im Urlaub

Die positiven Eigenschaften dieser schmackhaften Küche als Herzschutzkost sind längst bekannt. Später wurde gezeigt, dass die Bevölkerung der Mittelmeerländer ebenfalls seltener an bestimmten Krebsarten – insbesondere Darm- und Brustkrebs – erkrankt, sofern deren Essgewohnheiten tatsächlich der traditionellen Kost entsprechen. Der Speiseplan mit krebsvorbeugenden Lebensmitteln ist daher der mediterranen Küche sehr ähnlich.

Mediterrane Kost – wie die Wissenschaft sie definiert

Die traditionelle mediterrane Kost ist gekennzeichnet durch eine Fülle an pflanzlichen Nahrungsmitteln wie Brot, Teigwaren, Gemüse, Salat, Hülsenfrüchten, Obst

Optimale Fettsäureverteilung

- 10 bis 16 Prozent der Kalorien aus einfach ungesättigten Fettsäuren (EUFS)
- 7 bis 10 Prozent der Kalorien aus mehrfach ungesättigten Fettsäuren (MUFS)
- 7 bis 10 Prozent der Kalorien aus gesättigten Fettsäuren (GFS)
- Nicht mehr als 30 bis 35 Prozent der Kalorien sollten von Fetten stammen.

Übrigens: Wussten Sie, dass etwa 6 Kilogramm Oliven nötig sind, um 1 Liter Olivenöl zu erhalten? Bevorzugen Sie außerdem am besten kaltgepresstes (natives) Olivenöl. Die beste Qualität wird mit »extra« oder »extra vergine« bezeichnet.

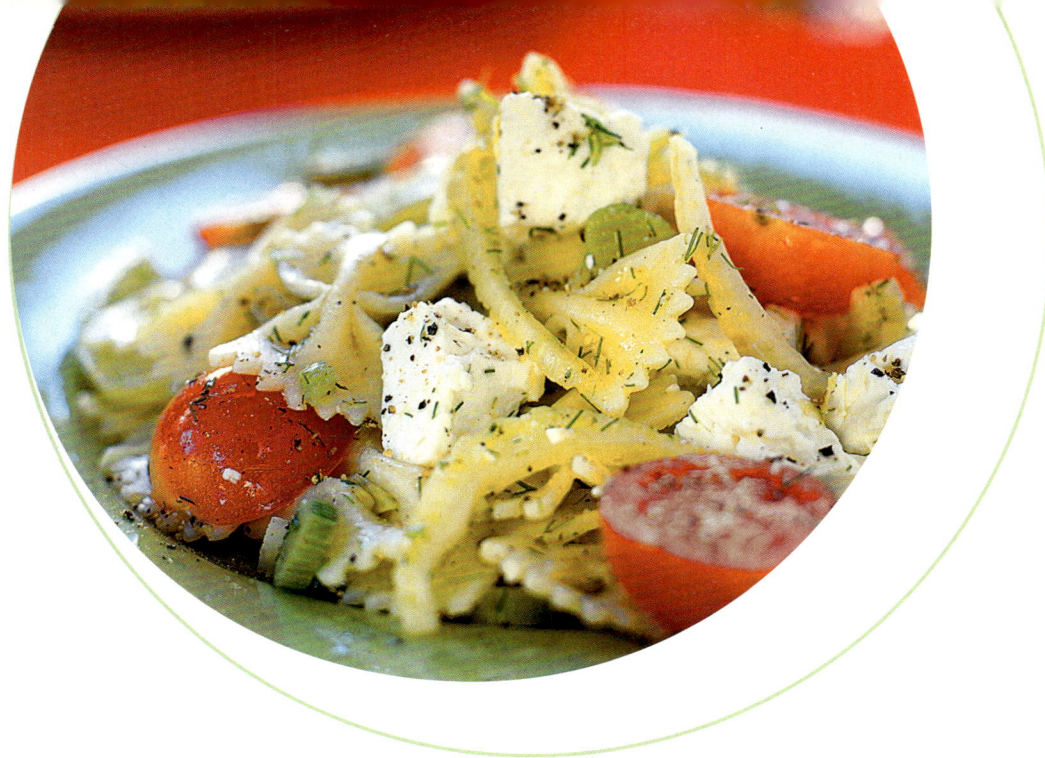

Der gesunde Klassiker aus dem Süden: Bunte Pasta mit Gemüse und frischen Kräutern

und Nüssen. Des Weiteren gehört zur Mittelmeerdiät der maßvolle Genuss von Fisch, Geflügel, Milchprodukten und Eiern; rotes Fleisch wird nur in geringen Mengen verzehrt. Üblicherweise wird zum Essen Wein getrunken – in geringen bis mittleren Mengen. Olivenöl ist der wichtigste Fettlieferant. Die Kost enthält wenig gesättigte Fettsäuren, ist reich an Kohlenhydraten und Ballaststoffen, weist also einen günstigen glykämischen Index auf. Der erhöhte Gehalt an einfach ungesättigten Fettsäuren ist im Wesentlichen auf die Verwendung von Olivenöl zurückzuführen. Wandeln Sie die Küche des Südens unseren Verhältnissen und dem Angebot der Lebensmittel entsprechend ab. Bevorzugen Sie das regionale und saisonale Angebot frischer Gemüse und Früchte und genießen Sie die Fische des Nordens wie Makrele, Hering und Lachs.

Die Theorie ist geschafft

Sie haben jetzt alle Lebensmittelinhaltsstoffe und Lebensmittelempfehlungen kennengelernt, denen im Rahmen einer ausgewogenen und vollwertigen Ernährung ein Krebsschutzpotenzial zugeschrieben wird.

Die Wirkmechanismen, die zugegebenerweise manchmal etwas kompliziert sind, mussten vorausgeschickt werden, damit die weiteren Praxisempfehlungen nachvollziehbar sind.

info *Die besten Fette sind: die Omega-3-Fettsäuren aus Kaltwasserfischen und das mediterrane Olivenöl mit seinem hohen Gehalt an einfach ungesättigten Fettsäuren.*

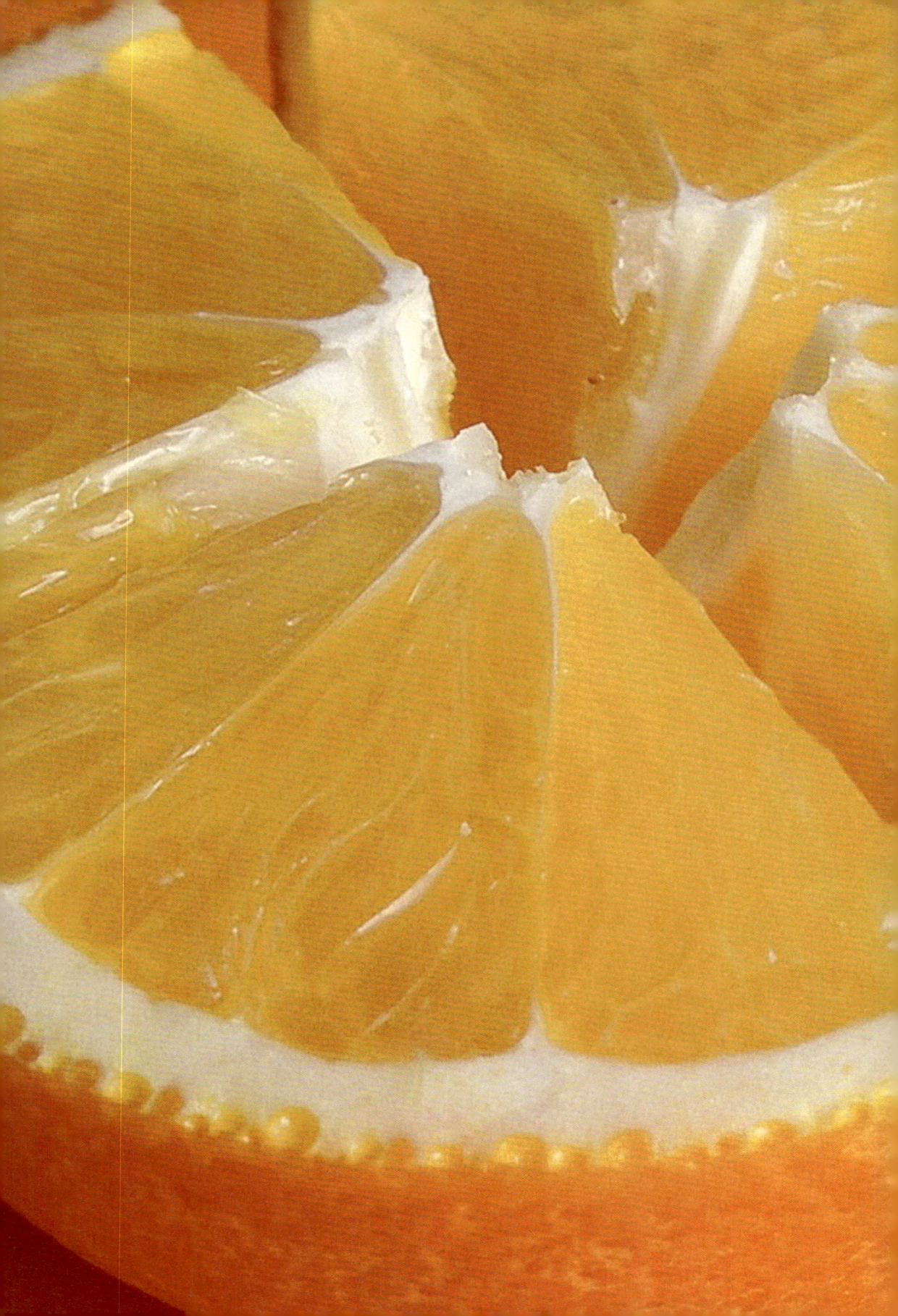

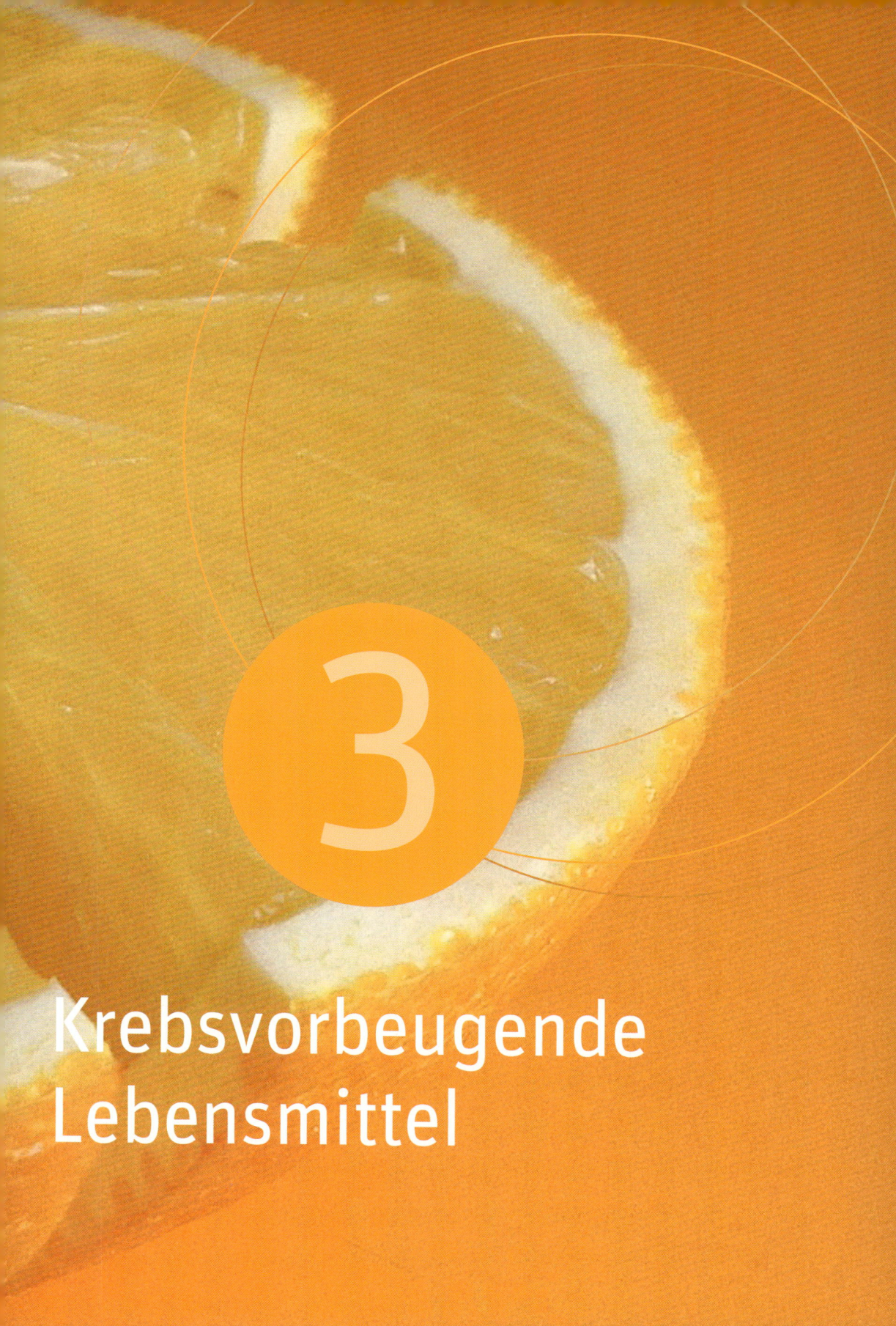

3

Krebsvorbeugende Lebensmittel

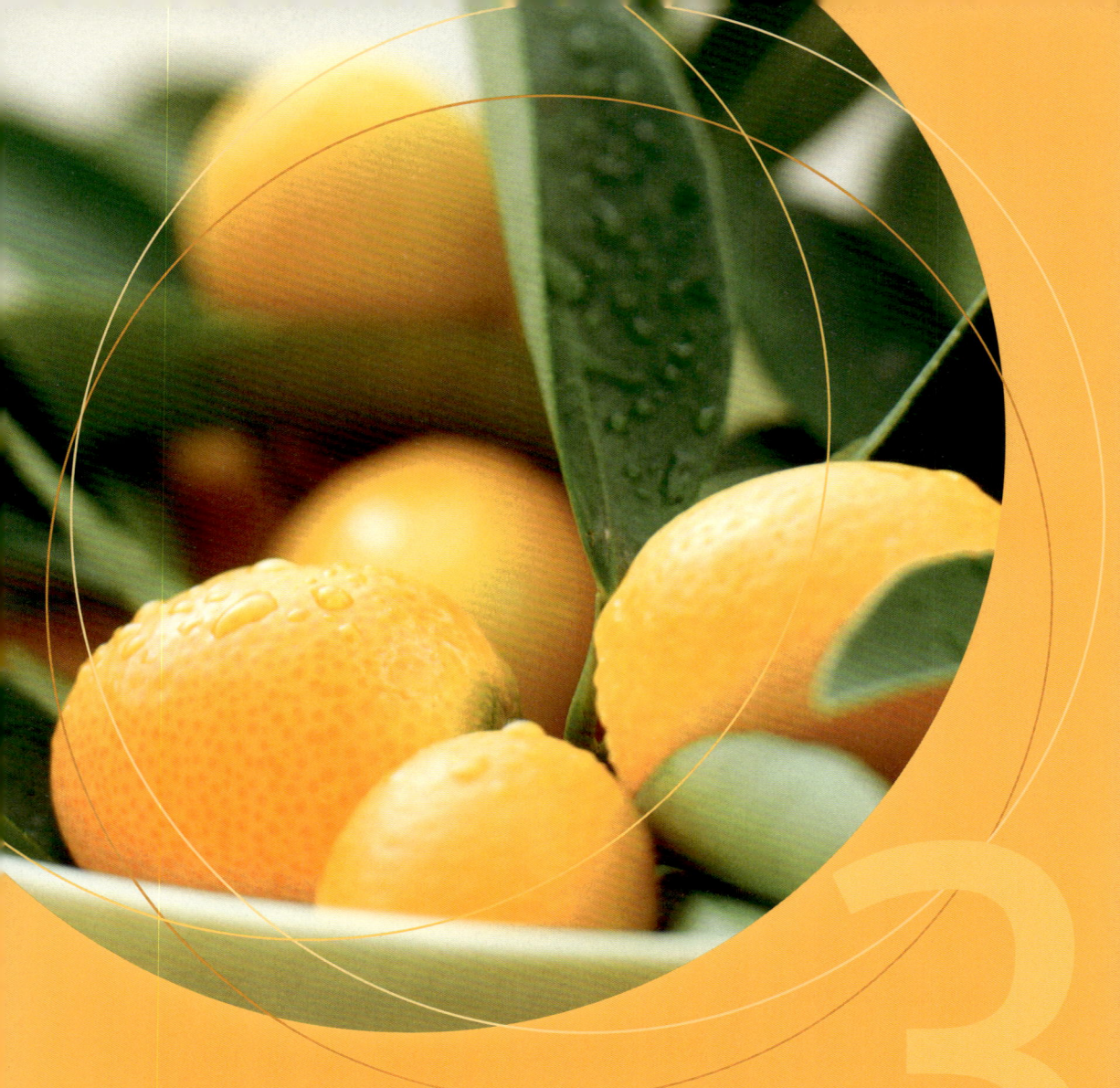

3

DIE KREBSSCHUTZERNÄHRUNG

ESSEN SIE SICH gesund und lassen Sie Krebs keine Chance! Achten Sie darauf, dass auf Ihrem Speiseplan täglich so viel wie möglich pflanzliche Lebensmittel und somit viele Ballaststoffe stehen. Verzichten Sie auf Nahrung, die eine hohe Energiedichte und viele Kalorien hat.

Die Mischung macht's

Sie möchten Ihren Speiseplan umstellen und vor allem Lebensmittel konsumieren, die Krebs vorbeugen könnten? Dann denken Sie dabei an den wichtigsten Grundsatz: Krebsvorbeugende Lebensmittel sind keine Wundermittel! Sie wirken auf keinen Fall für sich allein, ebenso wenig wie ein einzelner Inhaltsstoff eines Lebensmittels.

Es ist keine kluge Wahl, sich nur auf wenige vermeintlich besonders gesunde Lebensmittel zu verlassen. So könnten Sie sich zum Beispiel dafür entscheiden, täglich Brokkoli zu essen. Das ist sicherlich gesund und schadet nicht. Doch Sie werden schnell merken, dass gerade die Kombination am besten zum Ziel führt.

Sicherlich gibt es unter der bunten Vielfalt an Gemüse und Obst einige besonders empfehlenswerte Vertreter wie Kohlgemüse, Tomaten und Beerenfrüchte. Aber auch Erbsen, Melonen und Champignons tragen wie alle pflanzlichen Lebensmittel zur Verringerung der Energiedichte im Essen bei.

---

info **Es gilt nach wie vor die Empfehlung, als Teamplayer in einem so vielseitig wie möglich zusammengestellten Krebsschutz-Speiseplan mitzuwirken.**

Praktisch jedes der im Folgenden näher vorgestellten Lebensmittel bringt sein eigenes Nährstoff- und Schutzstoffprofil mit. Es kann letztlich aber nicht allein alle möglichen gesundheitsfördernden Inhaltsstoffe in sich vereinen!

Es geht um Synergien bei Lebensmitteln – das heißt, sie unterstützen und verstärken sich in ihren Wirkungen gegenseitig. So kann man am besten von einem »Rundum«-Schutz sprechen.

Die erste Wahl zählt

Lesen Sie im Anschluss, was Wissenschaftler zum besonderen Schutzpotenzial bestimmter Lebensmittelinhaltsstoffe und ihrem besonders reichlichen Vorkommen in der Nahrung herausgefunden haben. Es ist ein kluger Ratschlag, diese Lebensmittel beziehungsweise Lebensmittelgruppen, aus denen immer mal ein anderer Vertreter gewählt werden sollte, möglichst bevorzugt in den Speiseplan aufzunehmen. Sie sind quasi erste Wahl bei der Prävention von Krebs – ebenso wie bei der von Herz-Kreislauf-Erkrankungen.

Genießen Sie umfangreichen Schutz!

Je vielseitiger Sie also Ihren Speiseplan gestalten, desto besser ist die Versorgung mit allen benötigten Nährstoffen gesichert.

Nicht zuletzt gilt, dass eine abwechslungsreiche Ernährung auch mehr Freude bereitet – es soll Ihnen ja auch immer noch schmecken!

Auf den folgenden Seiten stellen wir Ihnen 13 Lebensmittelgruppen vor, die Sie bevorzugt und mit Genuss essen dürfen. Orientieren Sie sich bei Ihrer Auswahl am Angebot der jeweiligen Jahreszeit und bevorzugen Sie das einheimische Lebensmittelangebot. Natürlich gereifte Produkte der Saison schmecken am besten, haben einen optimalen Nährstoff- und Schutzstoffgehalt und sind weniger belastet.

BEISPIELE FÜR WICHTIGE SUBSTANZEN IN

KREBSVORBEUGENDEN LEBENSMITTELN

Indol-3-carbinol

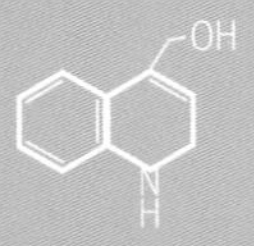

→ Kohlgemüse

D-Limonen

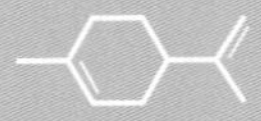

→ Zitrusfrüchte, exotisches und tropisches Obst

Lykopin

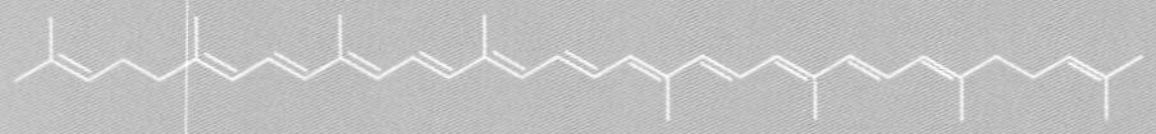

→ Tomaten

Genistein

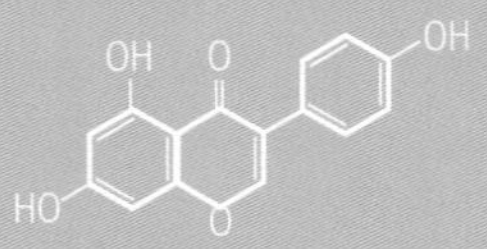

→ Sojabohnen

Ellagsäure

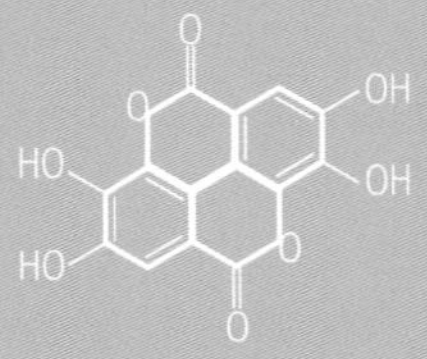

→ Beeren
→ Nüsse

Epigallocatechin-3-gallat

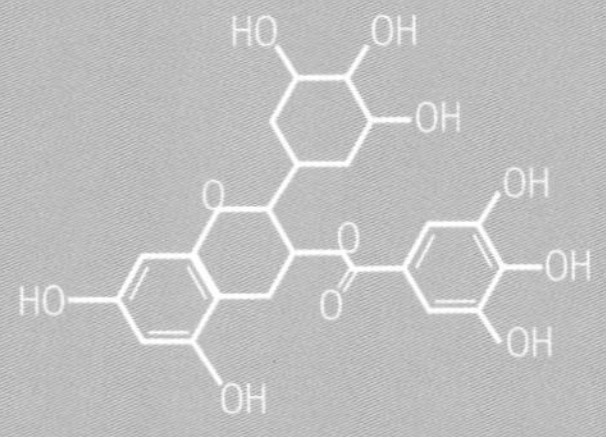

→ grüner Tee
→ Schokolade

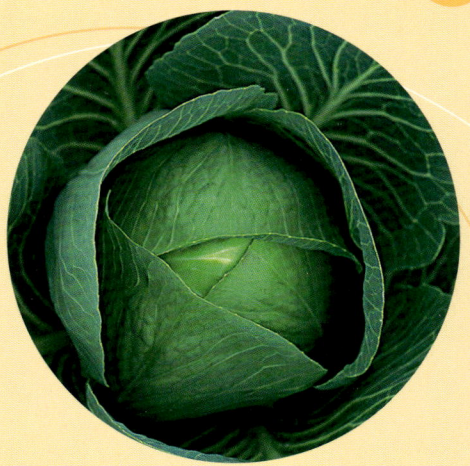

1 Brokkoli, Rotkohl & Co. – vom Arme-Leute-Essen zur kulinarischen Vielfalt mit hohem Krebsschutzfaktor

In der modernen Küche hat sich Kohlgemüse nach leichten Anlaufschwierigkeiten heute inzwischen einen der oberen Plätze gesichert. Kulinarisch gesehen gilt es als überaus abwechslungsreich und interessant. Kohlgemüse ist außerdem aus ernährungswissenschaftlicher Sicht ein ausgesprochen empfehlenswertes Lebensmittel.

Kohl & Co. – eine artenreiche Verwandtschaft

Bei Kohl handelt es sich um eine Sammelbezeichnung für Gemüse aus der Gattung der Kreuzblütler. Dazu zählen beispielsweise Weißkohl, Rotkohl, Wirsing, Rosenkohl, Blumenkohl, Brokkoli in grüner oder rotvioletter Variante, Romanesco, Grünkohl, Schnittkohl, Kohlrabi, Spitzkohl und Chinakohl.

Eine interessante Abwechslung bietet auch die chinesische Kohlart Pak-Choi, die keinen Kopf bildet und an Spinatblätter erinnert. Sie kann roh als Salat gegessen oder mit Reis gebraten werden.

Der Miniaturkohl Rosenkohl – wegen seiner ursprünglichen Herkunft auch Brüsseler Kohl genannt – gilt als besonders feine Variante dieser gesunden Gemüsegruppe. Die Röschen schmecken am besten, wenn sie noch knackig und bissfest sind, deshalb werden sie nur kurz gegart.

Der wohl ungewöhnlichste Gemüsekohl ist der Kohlrabi, ein verdickter essbarer Stiel, der roh und gegart gegessen wird. Was viele nicht wissen – auch die Blätter können in der Küche weiterverwendet werden! Frische Kohlrabiblätter werden wie Grünkohl zubereitet, die zarten Blättchen können Sie auch wie Kräuter über das fertige Gericht streuen.

Brokkoli gibt es inzwischen übrigens in vielen farbigen Varianten. Er wird auch als Spargelkohl bezeichnet, weil neben den Knospen auch die geschälten Stiele zubereitet werden.

info *Für die meisten Menschen war Kohl noch vor wenigen Jahrzehnten eines der wichtigsten Lebensmittel – er war relativ günstig und häufig das einzige Gemüse, das es im Winter überhaupt zu kaufen gab. Daher bezeichnete man den kugelrunden Kohl oft auch als »Arme-Leute-Essen«.*

Ein typisches und in der einheimischen Winterküche beliebtes Kohlgericht ist schließlich noch das Sauerkraut. Sauerkraut wird aus Weißkohl unter Verwendung von Speisesalz durch natürliche Milchsäuregärung hergestellt. Es ist begrenzt haltbar, daher wird es in Konserven hitzesterilisiert. Frischkost-Sauerkraut aus dem Fass ist in der kalten Jahreszeit ein beliebtes Gemüse. Es wird gerne roh verzehrt und eignet sich für die Zubereitung vielfältiger, herzhafter Krautgerichte.

Pluspunkte für den Kohl

Grünkohl und Brokkoli sind Spitzenreiter hinsichtlich der Nährstoffdichte, die ein Maßstab für das Verhältnis von Vitaminen und Mineralstoffen zum Kaloriengehalt eines Lebensmittels ist.

In 100 Gramm Weiß- oder Rotkohl sind durchschnittlich 50 Milligramm Vitamin C enthalten. Dieses Kohlgemüse gehört somit zu den preiswertesten und kontinuierlich zur Verfügung stehenden Vitaminquellen in den Wintermonaten. Zum Vergleich: In einer Zitrone (ca. 100 Gramm) sind etwa 53 Milligramm Vitamin C enthalten.

Das trifft übrigens auch für Sauerkraut zu. Neben Ballaststoffen, Milchsäurebakterien und Milchsäure sowie sekundären Pflanzenstoffen liefert Sauerkraut zusätzlich 20 Milligramm Vitamin C pro 100 Gramm. Durch diese beeindruckende Nährstoffkombination werden die Darmfunktion und Darmflora sowie die körpereigenen Abwehrkräfte überaus wirksam unterstützt.

Weißkohlsaft bzw. Sauerkrautsaft wird in der Volksheilkunde als wirksames Mittel zum Schutz der Magenschleimhaut und damit gegen Magen- und Zwölffingerdarmgeschwüre geschätzt. Diese speziellen Schutzstoffe des Weißkohlsafts erhielten deshalb die Bezeichnung Anti-Ulkus-Faktor (Ulkus = Geschwür), dessen Wirksamkeit mittlerweile anerkannt ist.

info *Die meisten Kohlarten sind sehr ballaststoffreich – und wirken dadurch teilweise auch blähend. Deshalb wird die Verwendung von Kümmel bei Kohlgerichten empfohlen. Doch aufgepasst: Je feiner zerkleinert, desto stärker ist das Aroma der kleinen Gewürzkörner – und das ist nicht jedermanns Sache.*

Krebsschutz durch Glucosinolate

Was den typischen Geschmack und Geruch von Kohlgemüse ausmacht, ist aus gesundheitlicher Sicht besonders interessant. Die speziellen schwefelhaltigen sekundären Pflanzenstoffe im Kohl werden Glucosinolate genannt. Diese Verbindungen wirken antibiotisch und sind vor allem in rohem Kohlgemüse am höchsten. Außerdem wird ihre Krebsschutzwirkung zurzeit erforscht. Damit die Glucosinolate im Körper aktiv werden können, ist es notwendig, dass sie durch Enzyme abgebaut werden. Diese Enzyme sind ebenfalls im Kohl enthalten und werden durch das Zerkleinern des Gemüses (schneiden, raspeln, kauen) aktiviert. So werden die Glucosinolate zu den eigentlichen Wirk- und Schutzstoffen abgebaut: Senföle, wie Isothiocyanate und Indole.

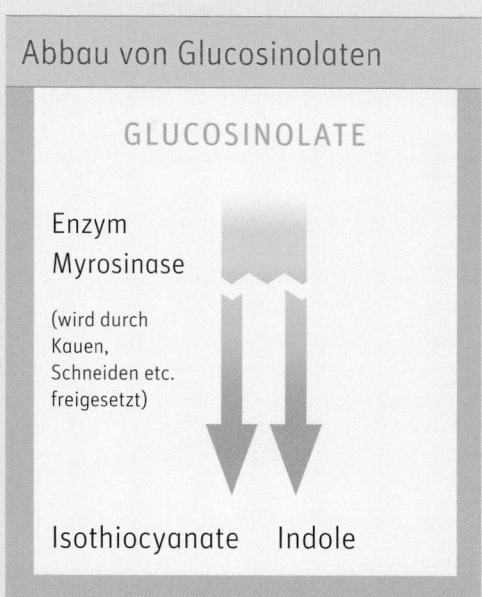

Abbau von Glucosinolaten

GLUCOSINOLATE

Enzym Myrosinase

(wird durch Kauen, Schneiden etc. freigesetzt)

Isothiocyanate   Indole

Sulforaphan – ein besonders wirksames Isothiocyanat

Glucosinolate sind noch nicht die eigentlichen Krebsschutzmoleküle im Kohl. Sie bilden eine Art Reservoir in den Pflanzenzellen, aus dem die aktiven krebsvorbeugenden Schutzstoffe erst freigesetzt und aktiviert werden müssen. In Brokkoli ist beispielsweise das Glucosinolat Glucoraphanin enthalten. In der intakten Pflanzenzelle liegt es getrennt vom Enzym Myrosinase vor. Erst durch Zerkleinern, Kauen und schonendes Dünsten kommt der noch nicht aktivierte Pflanzenstoff mit dem Enzym zusammen, weil die Zellstruktur aufgebrochen wird. Das Enzym wandelt die »Vorstufe« Glucoraphanin dann in das »aktive« Sulforaphan um. Dieser Schutzstoff soll nicht nur Entgiftungsvorgänge beschleunigen, sondern auch den programmierten Zelltod (Apoptose) auslösen können. Durch Apoptose ist der Körper bekanntlich in der Lage, nicht mehr funktionsfähige oder kranke Zellen zu entfernen – ein Vorgang, der bei Krebszellen gehemmt ist.

Ferner könnte Sulforaphan bakterizide Eigenschaften gegenüber dem für die Entstehung von Magengeschwüren verantwortlichen Bakterium Heliobacter pylori aufweisen. Damit ließe sich das Risiko für Magenkrebs senken.

Indol-3-carbinol – noch mehr Schutz

Zu den speziellen Schutzwirkungen der Kohlglucosinolate gesellt sich noch der Schutzeffekt eines weiteren Abbauprodukts, dem Indol-3-carbinols. Bei diesem

Molekül steht sein Einfluss auf den Östrogenstoffwechsel im Vordergrund. Die das Zellwachstum anregende Wirkung dieses Hormons soll abgeschwächt werden und regelmäßiger Genuss von Kohlgemüse das Brustkrebsrisiko senken.

Kohl richtig genießen

Damit die Glucosinolate im Körper zu den eigentlichen Schutzstoffen abgebaut werden können, muss Kohlgemüse – wie bereits erwähnt – unbedingt vor dem Verzehr gut zerkleinert und gekaut werden.

Versuchen Sie auch, Kohl möglichst oft roh zu genießen, denn das Erhitzen von Kohlgemüse verringert den Gehalt an schützenden Glucosinolaten um 30 bis 60 Prozent. Das gilt selbstverständlich auch für das Aufwärmen der Speisen.

Als Rohkost eignen sich fast alle Kohlarten: Kohlrabi, Chinakohl, Pak-Choi, Sauerkraut, Weiß- und Rotkohl. Aber auch bei Brokkoli oder Blumenkohl reicht es aus, wenn das Gemüse – wenn überhaupt – nur kurz blanchiert und zum Beispiel als Salat angemacht wird. Probieren Sie es aus, die kleinen Röschen schmecken wunderbar knackig und frisch!

Tipp: Senf und Meerrettich

Übrigens: Die Bioverfügbarkeit von Glucosinolaten (Isothioncyanaten) ist aus Würzmitteln wie Senf und Meerrettich besonders hoch und liegt bei fast 100 Prozent. Besonders Senf – auch in kleinen Mengen von 5 Gramm – ist eine ausgezeichnete Quelle für diese gesundheitsfördernden sekundären Pflanzenstoffe. So lautet auch ein Hinweis aus dem aktuellen Ernährungsbericht 2008 der Deutschen Gesellschaft für Ernährung.

auf einen blick

Genießen Sie Krebsschutz in Kohlgemüse durch:

- *Ballaststoffe – sie sorgen für gesunde Verhältnisse im Darm und »verdünnen« den Energiegehalt der Nahrung*

- *Glucosinolate – sie sorgen für den leicht »scharfen« typischen Geschmack und wirken antibiotisch*

Freunde – Verstärkung der Krebsschutzwirkung:
Kohlgemüse sollte immer zerkleinert, gut gekaut und schonend gedünstet werden!

Feinde – Schwächung der Krebsschutzwirkung:
Langes Kochen und Aufwärmen mindern den Gehalt an Glucosinolaten.

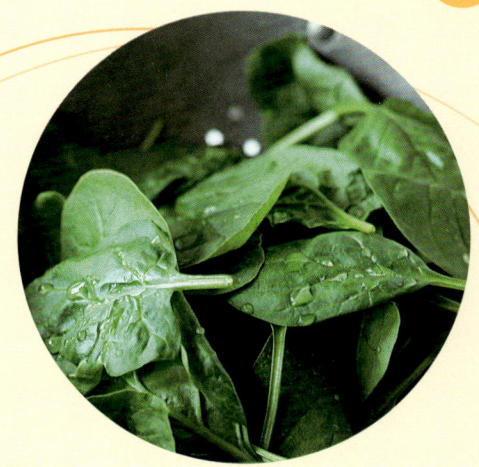

2

Salate und mehr –
leichte Frischkost und sensible
Gesundheitsschützer

Blattgemüse steht ganz oben auf der Liste empfehlenswerter krebsvorbeugender Lebensmittel. Das liegt vor allem an ihrer niedrigen Energiedichte bei gleichzeitig großem Nahrungsvolumen. Eine große Schüssel bunter Blattsalate birgt eine Fülle wichtiger Gesundheitsschützer und hat in Bezug auf die (wenigen) Kalorien eine hohe Nährstoffdichte an Vitaminen und Mineralstoffen. Ein leichtes Joghurtdressing oder eine Vinaigrette aus Oliven- oder Rapsöl mit Zitronensaft oder Balsamico-Essig mit frischen Kräutern wertet den knackig-frischen Vitamingenuss zusätzlich auf.

Blattgemüse & Co. –
von Salat bis Spinat

Zum Blattgemüse gehören die verschiedensten Salatarten: milder grüner Kopfsalat ebenso wie die leicht bittere Endivie, der rote würzige Radicchio, der frische saftige Chicorée und der Sauerampfer mit seiner ausgeprägten Säure.

Salat in allen Varianten gibt es das ganze Jahr über. Doch auch hier haben Sie den besten Nutzen in Bezug auf Geschmack und Inhaltsstoffe, wenn Sie die Produkte der Saison einkaufen. Typische Wintersalate

sind Feldsalat, Endivie, Frisée und Chicorée. Eisbergsalat können Sie das ganze Jahr über kaufen. Er ist knackig-fest und hält sich länger als die meisten anderen Salatsorten.

Besonders beliebt sind die herzhaften und kräftiger gefärbten Varianten: Römersalat, Rauke (auch Rucola genannt), Eichblattsalat und Lollo rosso. Diese feinen Blätter sind besonders reich an wertvollen sekundären Pflanzenschutzstoffen.

Wildgemüse wie Sauerampfer und junge Brennnesselblätter gehören ebenso zum Blattgemüse wie Brunnen- und Gartenkresse, Portulak, Spinat, Mangold und Weinblätter. Diese gesunden Fitmacher könnten durchaus häufiger auf den Tisch kommen. Sie sorgen für Abwechslung und geben dem Gaumen neue Impulse.

---

info   *Die Nährstoffdichte ist ein Maß-stab für das Verhältnis von Vitaminen und Mineralstoffen zum Kaloriengehalt eines Lebensmittels. Je höher sie ist, wie z. B. in Blattgemüse, desto besser!*

Gesundheitsschutz durch grüne Blätter

Die wichtigsten gesundheitsfördernden Inhaltsstoffe des grünblättrigen Gemüses sind Magnesium, Kalium und Kalzium, die beiden Schutzvitamine C und Folsäure sowie die neben dem Chlorophyll ebenfalls farbgebenden antioxidativen Carotinoide. Die Carotinoide von Blattgemüse sind die sogenannten Xanthophylle, die gegenüber Erhitzen viel empfindlicher sind als zum Beispiel die Carotinoide Lykopin und Beta-Carotin in Tomaten und Möhren.

Empfindliche Blättchen brauchen schonende Behandlung

Leider sind Blattgemüse auch das empfindlichste Grünzeug im Hinblick auf Nährstoffverluste bei der Lagerung und Zubereitung. Deshalb sollten sie so erntefrisch wie möglich zum Verzehr gelangen – am besten roh als Salat. Es gibt Hinweise, dass unerhitztes grünes Gemüse eine stärkere krebsvorbeugende Wirkung besitzt als gegartes.

Genießen Sie deshalb möglichst einmal täglich eine Portion frischer Blattsalate. Auch bei längerer Lagerung sind die Vitaminverluste bei Blattgemüse deutlich höher als bei anderen Gemüsearten. Bei Raumtemperatur aufbewahrt, büßt Blattsalat bereits nach zwei Tagen 50 Prozent seines ursprünglichen Vitamin-C-Gehalts ein. Bei Spinat sind unter diesen Bedingungen nach drei Tagen bereits zwei Drittel der extrem empfindlichen Folsäure abgebaut. Demgegenüber bietet zum Beispiel das Tiefgefrieren von erntefrischem Spinat wirklich Frische auf Vorrat.

Folsäure

Wussten Sie, dass sich der Name Folsäure vom lateinischen Wort »folium« für Blatt ableitet? Neben Blattgemüse und Salaten sind auch Brokkoli und andere Kohlgemüse eine reiche Quelle für diesen Nahrungsfaktor. Aber auch Spargel oder Vollkornprodukte sind gute Folsäurelieferanten.
Folsäure gehört zur Gruppe der wasserlöslichen B-Vitamine. In der Nahrung sind meist sogenannte Folate (Salze der Folsäure) enthalten.

Warum ist Folsäure so wichtig?

Die Hauptaufgabe von Folsäure ist die Beteiligung bei der Bildung neuer Zellen und an der ordnungsgemäßen Zellteilung. Ein Mangel an Folsäure bzw. Folaten wirkt sich deshalb gerade dort aus, wo die Zellteilungsrate besonders hoch ist: nämlich bei den roten und weißen Blutkörperchen, im Harn- und Geschlechtrakt sowie in der Darmschleimhaut.

Gut mit Folsäure versorgt zu sein kann möglicherweise das Risiko von Dickdarmkrebs und Brustkrebs mindern.

Blattgemüse – als Rohkost besonders wertvoll

Es ist empfehlenswert, das meiste Blattgemüse jung und zart als Salat roh zu verzehren – gerne natürlich gemischt mit Fruchtgemüse wie Tomate, Gurke oder Paprika und angemacht mit einem schmackhaften Kräuterdressing. Der Artenreichtum der verschiedenen Salatsorten macht gesundes Genießen einfach wie nie zuvor. Längst ist der typische – oft langweilige – Hauptvertreter der grünen Fitmacher, der Kopfsalat, von einer bunten Vielfalt interessanter Salatvarianten abgelöst worden, die außerdem noch robuster und nährstoffreicher sind.

Die bunte Vielfalt an Blattsalaten geht von bekannten Sorten wie Eissalat, Feldsalat, Lollo rosso und Lollo bianco bis hin zu Bataviasalat, Radicchio, Rucola, rotem Mangold oder Senfblättern.

Sauerampfer, junge Brennnessel- oder Spinatblätter, Brunnenkresse und Portulak können Sie als Salat genießen. Sie können sie aber auch zu Püree oder Suppen verarbeiten. Mangold und Spinat werden überwiegend gegart gegessen. Durch schonendes Dünsten erhalten Sie den Nähr- und Genusswert am besten. Weinblätter gehören ebenfalls zum krebsvorbeugenden Blattgemüse. Gefüllt mit Reis und Hackfleisch sind sie aus der griechischen und türkischen Küche nicht wegzudenken.

---

auf einen blick

Genießen Sie Krebsschutz in Blattgemüse durch:

- *Carotinoide – sie sorgen für Farbe und wirken antioxidativ*

- *Vitamin C – es sorgt für gute Abwehrkräfte und ist ein ultimativer Radikalfänger*

- *Folsäure – sie sorgt für eine ordnungsgemäße Teilung und Neubildung der Zellen*

Freunde – Verstärkung der Krebsschutzwirkung:
Blattgemüse sollte immer so frisch wie möglich verzehrt werden! Spinat gibt es alternativ auch als Tiefkühlware.

Feinde – Schwächung der Krebsschutzwirkung:
Blattgemüse sollte nicht zu lange gelagert oder gegart werden – Licht, Sauerstoff, Wärme und Wasser meiden!

---

3 Wurzeln, Knollen und Sprossen – gesunder Genuss zu jeder Jahreszeit

Vertreter dieser Gemüsegruppe sind wahre Schutzschilde gegen Krebs! Sie enthalten wertvolle Mineralstoffe wie Kalium, Magnesium und viele Spurenelemente sowie einen mittleren Vitamingehalt. Vor allem aber sind aus gesundheitlicher bzw. krebsvorbeugender Sicht verschiedene sekundäre Pflanzeninhaltsstoffe interessant wie zum Beispiel das Beta-Carotin der Möhren oder die schon vom Kohlgemüse bekannten Glucosinolate in Kohlrüben, Kohlrabi und Rettich sowie Radieschen.

Gemüse in jeder Form – sei es unter oder über der Erde

Die vorwiegend unterirdisch wachsenden verdickten Endteile zahlreicher Blattgewächse sind entweder Wurzeln oder Knollen. Das bekannteste Wurzelgemüse sind die Möhren – auch Karotten, Mohrrüben, gelbe Rüben oder einfach »Wurzeln« genannt. Demgegenüber gehören die Kartoffeln zu den Knollen.

Wurzeln und Knollen sind eine außerordentlich umfassende Pflanzengruppe, zu der auch Sellerie, Steckrübe, Kohlrübe, Pastinake, Topinambur, Batate (Süßkartoffel), Rote Bete, Radieschen, Rettich und Schwarzwurzeln zählen. Die Gruppe von diesem erdigen Gemüse wird durch die knackige Frische der zu allen Zeiten hochgeschätzten Stiele und Sprossen ergänzt – wie Spargel, Fenchel, Bleichsellerie, Bambussprossen und nicht zuletzt die Artischocke. Oftmals können bei jungen und zarten Gewächsen auch die Blätter mitverwendet werden.

Mit ihren dunkel- und blassgrünen Blättern mit purpurnen Rändern gleicht die Artischocke einem Kunstwerk. Durch ihr exotisches Äußeres haftet dieser perfekten Blütenknospe ein Hauch des Besonderen an. Man kann sie klassisch kalt mit Vinaigrette oder warm mit Sauce Hollandaise genießen. Junge, kleine Artischocken kann man übrigens komplett essen, da sie kaum Heu enthalten. Sie können sogar roh mit etwas Olivenöl verzehrt werden, oder man kocht oder brät sie kurz inklusive Stiel an.

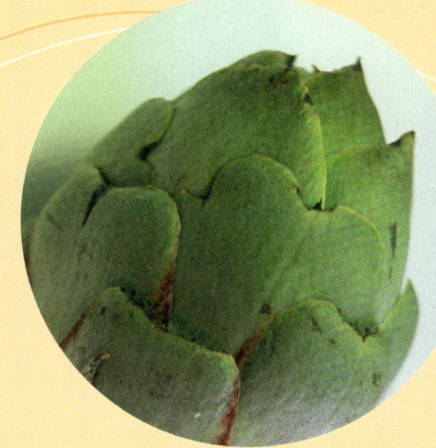

Möhren – unübertroffen als Carotin-Lieferanten

Möhren sind die Stars unter den Carotin-Lieferanten. Ihren hohen Gehalt an Carotin (Provitamin A) signalisiert das orangefarbene Fruchtfleisch. Die für den menschlichen Genuss wertvollste Zone ist die dicke, carotinreiche Rindenschicht, darum sollten Sie Möhren sparsam schälen oder nur gut abbürsten und waschen. Das meist heller gefärbte Herz, der Zentralzylinder oder Hohlkörper, sollte daher möglichst klein sein. Es schmeckt auch weniger süß. Schließlich enthalten Möhren relativ viel Eisen und das Pflanzenmineral Kalium.

Da Möhren zum Wurzelgemüse gehören, nehmen sie alle Stoffe wie zum Beispiel Nitrat direkt auf. Dabei ist der Nitratgehalt abhängig von der Stickstoffdüngung. Zu früh geerntete und kleinere Möhren haben außerdem einen höheren Nitratgehalt als größere Wurzeln.

Carotin gut kombiniert – mit Butter oder Öl

Was das Carotin betrifft, so gehört es zum weitverbreiteten Ernährungswissen, dass erst der gleichzeitige Verzehr von etwas Fett (ein Stich Butter zum gedünsteten Möhrengemüse, etwas Öl zur Möhrenrohkost oder in den frisch gepressten Saft) die Verwendung des fettlöslichen Provitamins A ermöglicht. Falls man eine Möhre zwischendurch knabbert, reicht aber normalerweise der Fettgehalt der vorangegangenen Mahlzeit aus. Übrigens: Carotin aus gedünsteten oder pürierten Möhren sowie aus Möhrensaft ist am besten verfügbar.

Lieber Gemüse als Präparat

Keine Gefahr geht von Beta-Carotin aus, wenn es in Form von Gemüse aufgenommen wird. Im Gegenteil: Die positiven Effekte von Gemüse und Obst auf das Immunsystem konnte eine Studie der Bundesforschungsanstalt für Ernährung und Lebensmittel in Karlsruhe nachweisen. In dieser Studie führte die Steigerung der Gemüse- und Obstmenge von zwei auf acht Portionen pro Tag zu einer Senkung der CRP-Konzentration.

info Artischocken sind ein edles Stielgemüse, das gerne öfter auf den Teller kommen sollte. Das edle Gemüse unterstützt sogar die Fettverdauung, denn es enthält bekanntlich Bitterstoffe, die den für die Fettverdauung wichtigen Gallenfluss anregen.

CRP ist ein Indikator, das heißt ein Hinweis, auf eine Entzündungsreaktion. Dieser weist stark auf ein erhöhtes Risiko für Herz-Kreislauf-Erkrankungen hin. Niedrige Konzentrationen dieses Indikators gingen mit hohen Konzentrationen an Beta-Carotin und Alpha-Carotin einher. Beide Carotinoide sind in Möhren reichlich zu finden.

Die Möhre kann noch mit vielen anderen bioaktiven Substanzen punkten, die sich gegenseitig unterstützen können. So zeigt sich zum Beispiel, dass nicht nur die Carotinoide in Möhren vor Krebs schützend sind. Auch für den Möhrenbitterstoff Falcarinol konnte im Ratten-Versuch eine hemmende Wirkung für Dickdarmkrebs nachgewiesen werden.

info Das Carotinoid Beta-Carotin wird auch als Provitamin A bezeichnet, da es die Vorstufe des Vitamins A bildet. Diesbezüglich besitzt es von allen Carotinoiden die höchste Wirksamkeit.

Beta-Carotin: als Nahrungsergänzung diskutiert

Entfaltet Beta-Carotin seine schützende Wirkung auch dann, wenn es nicht in Form von Gemüse, sondern isoliert als Nahrungsergänzung gegeben wird?

Mehrere klinische Langzeitstudien gingen dieser Frage nach. Vor allem Raucher standen im Mittelpunkt des Interesses. Können sie durch die zusätzliche Aufnahme von Beta-Carotin ihr Risiko für Lungenkrebs senken? Die Hoffnungen wurden zunichte gemacht. Denn die Studienergebnisse alarmierten und führten sogar zum Teil zum vorzeitigen Abbruch der Studien. Sie

zeigten nämlich, dass durch die Einnahme von isoliertem Beta-Carotin bei starken Rauchern und Asbestarbeitern sowohl die Lungenkrebsrate als auch die Anzahl der Herzinfarkte stiegen. Die Sterberate lag in der Gruppe, die Beta-Carotin einnahm, in einer Studie um acht Prozent, in einer anderen um 17 Prozent höher als die Sterberate der Placebo-Gruppe. Gegen den Verzehr von Möhren bestehen dagegen nach wie vor keine Bedenken.

Was dagegenspricht

Wissenschaftler versuchen, die Gründe für diese negativen Wirkungen zu klären. Einige vermuten, dass Unterschiede zwischen natürlich gewonnenem und synthetisiertem Beta-Carotin bestehen. Andere weisen nach, dass unter oxidativem Stress vermehrt Spaltprodukte des Beta-Carotins entstehen, die selbst schädigend wirken können. Noch bestehen hier große Wissenslücken. Deshalb empfiehlt das Bundesinstitut für Risikobewertung, Beta-Carotin als Nahrungsergänzungsmittel nur mit großer Vorsicht einzusetzen. Als obere sichere Dosis werden 10 Milligramm Beta-Carotin als Nahrungsergänzung angegeben.

info Antioxidanzien wie Vitamin C, E oder Beta-Carotin werden auch als Radikalfänger bezeichnet. Sie besitzen eine präventive Funktion hinsichtlich bestimmter Erkrankungen, da sie die schädigende Wirkung von freien Radikalen verhindern können.

Rote Bete – karminrot und gesundheitsfördernd

Um es gleich vorwegzuschicken, Rote Bete sind keine Krebstherapie oder Bestandteile einer sogenannten Tumordiät. So soll der intensive rote Farbstoff die Zellatmung steigern und die Oxidation von Giftstoffen fördern. Das roh oder gegart verzehrbare Gemüse ist aber auch ohne die spekulative Wirkung schmackhaft und gesund genug, um öfter auf unserem Speiseplan zu stehen. Die schmackhafte rote Rübe trägt zur Folsäureversorgung bei und ist überaus kaliumreich. Von besonderem Wert ist ihre intensive Farbe, die von sekundären Pflanzenstoffen aus der Gruppe der gesundheitsfördernden Flavonoide (Anthocyane) stammt. Ihnen werden außerdem antioxidative und abwehrstärkende Eigenschaften zugeschrieben.

So schmeckt Rote Bete

Die runde bis längliche Wurzel mit dünner Schale und rotem Fleisch wird im Stück gekocht oder im Ofen gebacken, dann gepellt und zu Salat oder Gemüse verarbeitet. Süßsauer eingelegt gibt es sie auch als Handelsware. Wichtiger Bestandteil ist die Rote Bete in dem russischen Eintopf Borschtsch – zusammen mit Fleisch und Weißkohl. Auch ins Seemannsgericht Labskaus gehört Rote Bete. Rote Bete wird außerdem zu Saft verarbeitet. Insbesondere der Saft regt Magen, Darm, Leber und Gallenblase an. Darüber hinaus wirkt sie positiv auf den Verdauungsapparat. Milchsauer vergoren schmeckt Rote-Bete-Most mild aromatisch und hat nicht mehr den erdigen Geschmack des Saftes.

auf einen blick

Genießen Sie Krebsschutz in Wurzel-, Knollen- und Sprossengemüse durch:

* *Carotinoide – sie sorgen für das gelborange Aussehen und wirken antioxidativ*

* *Flavonoide – sie sorgen für die rote Farbe, stärken die Immunabwehr und wirken antimikrobiell*

* *Kalium, Magnesium und Spurenelemente – sie sorgen für einen bestens funktionierenden Mineralstoffhaushalt*

Freunde – Verstärkung der Krebsschutzwirkung:
Rotes Wurzelgemüse wie Möhren sollte am besten gedünstet, püriert oder ausgepresst als Saft verzehrt werden! Ein paar Tropfen Öl verbessern die Verfügbarkeit der wichtigen Inhaltsstoffe.

Feinde – Schwächung der Krebsschutzwirkung:
Wurzel- und Knollengemüse sollte man nicht zu großzügig schälen, da gerade die Rindenschicht am wertvollsten ist.

4
Tomaten, Paprika & Co. –
Gesundheitsschutz durch farbenfrohes
Aussehen

Tomaten, Paprika, Chilis, Auberginen und Co. überzeugen nicht nur durch ihren bunten Anblick – es sind vor allem die leuchtenden Farben, die diese Fruchtgemüse so gesund machen.
Auf einem Wochenmarkt greift man daher gerne zu Gemüse, das knackig aussieht. Die Farbenpracht der Märkte mit ihrem vielfältigen Angebot an frischem, aromatischem und sonnengereiftem Fruchtgemüse gehört auch zu den eindrucksvollen Erlebnissen eines Urlaubs am Mittelmeer.

Je bunter, desto aromatischer und gesünder

Tomaten, Paprika, Auberginen und Zucchini kommen in vielen mediterranen Gerichten vor, oft sind sie sogar der Hauptbestandteil. Charakteristische Speisen, die reichlich sekundäre Pflanzstoffe aus der Gruppe der antioxidativen Carotinoide und Polyphenole enthalten, sind zum Beispiel der französische Gemüseeintopf Ratatouille, griechischer Salat mit reichlich Tomaten, italienische Gemüse-Antipasti oder eine herzhafte Minestrone. Kürbisgemüse enthält darüber hinaus wie auch Blattgemüse noch zwei weitere Carotinoide (Lutein und Zeaxanthin), die vor Alterssehschwäche schützen können. Hinsichtlich ihrer gesundheitsfördernden Eigenschaften und der vielseitigen Verwendungsmöglichkeiten in der Küche stehen jedoch zwei Fruchtgemüse ganz vorn: Tomaten und Paprika.

Genießen Sie Tomaten in jeder Form

Tomatensaft, Tomatensuppe, Tomatenmark, Tomatensauce – sogar Tomatenketchup und Pizza (besser mit Thunfisch oder Lachs anstatt Salami belegt) sind keine Sünde. Der leuchtende Tomatenfarbstoff Lykopin ist nämlich im Gegensatz zum Ausgangsprodukt der rohen Tomate in allen Verarbeitungsprodukten besonders gut

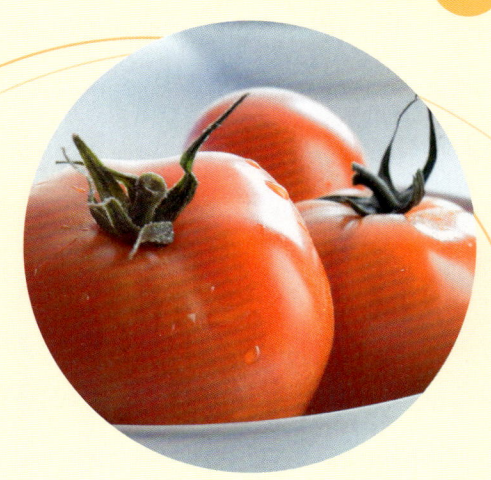

bioverfügbar. Zerkleinern, Dünsten, Pürieren etc. – das alles schließt Zellen auf.

Was macht die Tomate so gesund?

Die attraktive rote Beerenfrucht eines Nachtschattengewächses wird auch Liebesapfel oder in Österreich Paradeiser genannt. Tomaten gibt es in zahlreichen Sorten – von der winzigen Kirsch- oder Cherrytomate bis zur faustgroßen Fleischtomate. Unter der warmen Sonne gereifte Früchte entwickeln einen würzig-süßen Geschmack und sind reich an Kalium, Carotinoiden, Folsäure sowie Vitamin C.

Der Vitamin-C-Gehalt ist in der Fruchtschale übrigens dreimal so hoch wie im Fruchtfleisch. Das eigentliche Gesundheitsplus dieses vielseitig verwendbaren Gemüses ist jedoch der Tomatenfarbstoff Lykopin, ein Carotinoid mit hervorragenden Radikalfängereigenschaften. Lykopin hat eine acht- bis zehnfach stärkere antioxidative Zellschutzwirkung als das bekanntere Beta-Carotin aus Möhren.

Ein Spitzenplatz für Rot

Tomaten zählen zu den Spitzenreitern im Gemüseverzehr nicht nur in den Mittelmeerländern, sondern auch in Deutschland. Legendär ist auch der Genuss von Tomatensaft im Flugzeug – neben Mineralwasser ist es bei Fluggästen inzwischen das beliebteste Getränk.

Genießen Sie Tomaten in allen Varianten, denn der rote Tomatenfarbstoff soll das Risiko von Lungen-, Darm- und Prostatakrebs senken. Untersuchungen haben ergeben, dass Lykopin aus Tomatenzubereitungen wie Saft, Mark, Sauce, Suppe, Ketchup (Vorsicht: hoher Zuckergehalt!), Tomatenkonserven, Tomatenbrot und getrockneten Tomaten sogar besser vom Körper verwertet werden kann als aus rohen Tomaten.

info *Sommer, Sonne, Ratatouille … Der französische Gemüseeintopf ist ein wahrer Vitamincocktail und besteht nur aus bunten, knackigen Zutaten: Tomaten, Auberginen, dreierlei Paprikaschoten, Chilischoten, Zwiebeln und Knoblauch.*

Das Krebsschutz-Carotinoid Lykopin

Dort, wo traditionell viele Tomaten gegessen werden, wie in Italien, Spanien oder Mexiko, finden sich deutlich niedrigere Prostatakrebsraten als in Ländern mit einem geringen Tomatenverzehr.

Es spricht vieles dafür, dass hoher Tomatenkonsum und die damit verbundene Lykopinaufnahme das Risiko für Prostatakrebs einschränken können. Scheinbar ist die Risikominderung besonders bei der Entstehung eines Prostatakarzinoms aufgrund von Alterungsvorgängen wirksam.

---

info *Vorsicht beim Verzehr von grünen Tomaten! Hier kommt ebenso wie in den grünen Stellen von Kartoffeln und in den Kartoffelkeimen das giftige Solanin vor. Werden grüne Tomaten in größeren Mengen genossen, kann es zu Kopfschmerzen, Übelkeit sowie Magen- und Darmreizungen kommen.*

Lykopin – wirksam und schmackhaft

Es wird eine direkte Wirkung auf Enzyme diskutiert, die für das Wachstum des Prostatagewebes verantwortlich sind. Lykopin hemmt die Phase, in der sich veränderte Zellen zu teilen beginnen. Es reichert sich im Bereich der Prostata an und kann so der Vermehrung von Krebszellen Einhalt gebieten. Es ist ausgesprochen empfehlenswert, Tomaten auf den täglichen Speiseplan zu setzen. Der regelmäßige Genuss von Tomaten ist zudem besonders schmackhaft und gesundheitsfördernd, wenn Sie bei der Zubereitung reichlich Gewürzkräuter verwenden. So erhalten Sie einen schmackhaften Cocktail aus wertvollen Krebsschutzstoffen, der seine ganze Wirkung entfalten kann. Integrieren Sie das Gemüse ab sofort in Ihre persönliche Krebsvorbeugestrategie.

Lykopingehalt in verschiedenen Lebensmitteln

Lebensmittel	Lykopingehalt (je 100 g)	Lebensmittel	Lykopingehalt (je 100 g)
Tomate	0,9–4,2 mg	Ketchup	9,9–13,4 mg
Tomatensauce	5,3–7,3 mg	Wassermelone	2,3–7,2 mg
Tomatensaft	5,0–11,6 mg	Guave	5,3–5,5 mg
Tomaten in der Dose	9,7 mg	Papaya	2,3–5,3 mg
Tomatenmark	29,3 mg	Hagebutte	12,9–35,2 mg

Quellen: Stahl, 2004 und NSDA data base, 1998.

Paprika: mehr als große Vitamin-C-Bomben

Je nach Größe und Geschmack werden die Früchte der Gattung Capsicum zum einen in Gemüsepaprika und zum anderen in Gewürzpaprika (kleinere und schärfer schmeckende Früchte) eingeteilt. Paprika wird roh und gedünstet sowie in Form von Pfannengerichten mit anderem Gemüse mit oder ohne Fleisch gegessen.

Grüne und rote Gemüsepaprika unterscheiden sich im Vitamin- und Mineralstoffgehalt nicht. Sie sind die reichhaltigsten Vitamin-C-Spender unter allen Gemüsesorten. Die roten Früchte sind allerdings ähnlich wie die gelben und orangen Sorten reicher an farbgebenden Carotinoiden.

Vitamin C, Carotinoide und Flavonoide machen insbesondere die rote Paprikafrucht zu einem Genuss mit großer antioxidativer Wirkung.

Aufgrund des überaus bedeutenden Schutzpotenzials bildet Gewürzgemüse, zu dem die kleine rote Gewürzpaprika gehört, zusammen mit den Küchenkräutern eine eigene, wichtige Gruppe.

Gönnen Sie sich täglich einen »bunten Teller«

Wegen der großen Früchtevielfalt und abwechslungsreichen Zubereitungsmöglichkeiten können Sie Fruchtgemüse praktisch täglich auf den Tisch bringen.

Gerne wird die artenreiche Familie der Fruchtgemüse bei der Zubereitung mit Kürbisgemüse kombiniert. Es lässt sich somit nicht nur wunderbar in die schnelle Alltagsküche integrieren, sondern ergänzt auch raffinierte Feinschmeckermenüs.

---

auf einen blick

Genießen Sie Krebsschutz in Fruchtgemüse durch:

• Carotinoide – vor allem Lykopin sorgt für das farbenfrohe Aussehen und wirkt antioxidativ

• Polyphenole – sie wirken antioxidativ und antimikrobiell

• Vitamin C und Kalium – sie sorgen für beste Vitamin- und Mineralstoffversorgung im Körper

Freunde – Verstärkung der Krebsschutzwirkung:
Die üblichen Zubereitungsverfahren für Tomaten verbessern die Bioverfügbarkeit von Lykopin. Etwas Fett oder Öl verbessert ebenfalls die Lykopinverwertung – das gilt übrigens für alle Fruchtgemüsesorten.

Feinde – Schwächung der Krebsschutzwirkung:
Der Vitamin-C-Gehalt von Paprika nimmt bei langer Gardauer und hoher Erhitzungstemperatur ab. Deshalb die Gemüsefrüchte roh verzehren oder nur kurz dünsten.

5

Gewürze und
Kräuter – schmackhafter
Gesundheitsschutz

Es ist der Gehalt an sekundären Pflanzenstoffen, zu denen auch die ätherischen Öle zählen, der Kräuter und Gewürze zu bewährten und anerkannten Naturarzneien macht. Diese Geschmacks-zutaten enthalten vielfältige stoffwechselanregende und gesundheitsfördernde Eigenschaften. Man spricht bereits von der Heilkraft der Gemüse beziehungsweise von Gemüseapotheke statt Gemüseküche. Erst recht zur Naturapotheke wird die Küche durch die Verwendung von reichlich Kräutern und Gewürzen.

Kleines Gewürz, große Wirkung

Gewürze wirken appetitanregend und fördern die Bildung von Speichel und Magensaft, was wiederum der Verdauung und Verwertung der Nahrungsmittel zugute kommt.

Weiteren positiven Einfluss haben Gewürze auf die Gallensekretion und damit die Fettverdauung, auf die Herz-Kreislauf-Tätigkeit und die Durchblutung.

Im Zusammenhang mit dem Krebsschutz ist das antioxidative Potenzial einiger Gewürze besonders hervorzuheben. Hier sind vor allem Kräuter der mediterranen Küche wie Rosmarin, Thymian, Salbei und grüne Minze zu nennen. Auf die schwefelhaltigen Scharfstoffe und Verbindungen in Senf, Meerrettich, Zwiebeln, Lauch und Knoblauch wurde bereits hingewiesen (siehe Seite 59).

Gehen Sie verschwenderisch mit Kräutern um

Andere Küchenkräuter – vorausgesetzt, sie werden großzügig verwendet – tragen durchaus auch zur Versorgung mit Vitamin C und Kalium bei. Dazu zählen krause und glatte Petersilie, Schnittlauch und Kresse sowie frischer Meerrettich. Falls Sie keine frischen Kräuter im Haus haben, kön-

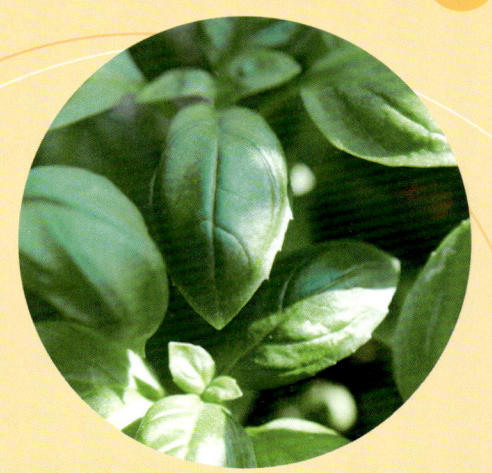

nen Sie auch tiefgefrorene verwenden – sie sind ebenfalls voller Aromastoffe und bieten einen optimalen Gesundheitsschutz.

Keine Zeit zum ausgiebigen Kochen mit frischen Zutaten? Sie können Fertiggerichte durch die Zugabe von reichlich frischen oder tiefgefrorenen Küchenkräutern sowohl vom Gesundheitswert als auch im Geschmack entscheidend aufwerten!

Übrigens: Keine Sorge im Umgang mit Küchenkräutern. Mit einer Handvoll davon können Sie weniger falsch machen als mit einer Prise Kochsalz zu viel! Kräutern Sie also lieber, anstatt nur zu salzen. Holen Sie sich Anregungen für den phantasievollen Einsatz von Kräutern und Gewürzen aus der Küche der Mittelmeerländer, aber auch Thailands und Indiens.

Kurkuma – Gewürz mit entzündungshemmender und krebsvorbeugender Wirkung

Kurkuma ist ein asiatisches Gewürz aus der Familie der Ingwergewächse und weist eine intensive gelbe Farbe auf, weswegen Kurkuma auch »indischer Safran« genannt wird. Bekannt geworden ist Kurkuma als Bestandteil von Curry.

Erklärungsansatz für die schützende Wirkung von Kurkuma

Wegen seiner stark entzündungshemmenden Wirkung wird Kurkuma auch eine positive Wirkung im Kampf gegen den Krebs zugeschrieben (vgl. Literatur von Beliveau und Gingras sowie Gao et al.). So soll der Gewürzstoff diejenigen Vorgänge unterbinden, die für das Überleben der Krebszellen notwendig sind. Dadurch können sie sich dem Zelltod (Apoptose) nicht mehr widersetzen.

Ebenfalls soll der Wirkstoff des Kurkumagewürzes, das Curcumin, das Enzym Cyclooxygenase-2 (COX-2) hemmen, das für die Produktion entzündungsfördernder Moleküle verantwortlich ist. Bekannte entzündungshemmende Medikamente (unter anderem auch »Aspirin«) sind ebenfalls Hemmstoffe dieses Enzyms.

Entzündungshemmende Substanzen lassen besonders eine positive Wirkung gegenüber Dickdarmkrebs erwarten. »Gut bioverfügbar« wird Curcumin durch Piperin aus schwarzem Pfeffer, das die Aufnahme von Curcumin entscheidend verbessert.

info Curry verleiht vielen Speisen einen orientalischen Zauber. Wussten Sie, dass er eine Mischung von bis zu 66 Gewürzen ist? Er enthält unter anderem verschiedene Pfeffersorten, Kreuzkümmel, Koriander, Nelken, Kardamom, Paprika, Muskat, Zimt und Chili.

Gewürze und ihre Wirkungen

Gewürze	Wirkungen
Chili, Ingwer, Paprika, Piment, Senf, Pfeffer	regen den Speichelfluss und Appetit an
Kurkuma, Pfeffer Senf, Paprika, Meerrettich, Nelken	stimulieren die Magensaft- produktion
Anis, Kurkuma, Kümmel, Pfeffer- minze, Enzian, Wermut, Nelken	fördern die Gallensaft- produktion und -absonderung
Senf, Chili, Nelken, Knob- lauch, Basilikum	unterstützen die Verdauung
Anis, Basilikum, Bohnenkraut, Dill, Koriander, Kümmel, Majoran, Wacholderbeeren, Fenchel	mildern Krämpfe und Blähungen
Chili, Paprika, Senf, Rosmarin, Knoblauch	beeinflussen Herzleistung und Durchblutung günstig
Chili, Paprika	erhalten die Fließfähigkeit des Blutes
Fenchel, Knob- lauch, Kresse, Meerrettich, Nelken, Kurkuma	wirken antibakteriell

auf einen blick

Genießen Sie Krebsschutz in Gewürzgemü- se und Küchenkräutern durch:

• Glucosinolate, Sulfide und Terpene – sie sorgen für Aroma und Schärfe, wirken ver- dauungsfördernd und beeinflussen die Herzleistung und Durchblutung günstig

• Curcumin – es wirkt entzündungshem- mend

Freunde – Verstärkung der Krebsschutzwirkung:
Verwenden Sie am besten frische oder tief- gefrorene Kräuter. Geben Sie sie erst am Schluss zur Speise dazu und kochen Sie sie auf keinen Fall mit.
Kurkuma sollte mit schwarzem Pfeffer kom- biniert werden, damit es im Körper besser verfügbar wird (wie im Curry als natürliche Gewürzmischung).

Feinde – Schwächung der Krebsschutzwirkung:
Die Wirkung und das Aroma von Gewürzen und Kräutern sinken deutlich durch zu viel Licht, Luft und Wärme. Daher sollten Tro- ckengewürze immer dunkel und kühl auf- bewahrt werden.

Welches GEWÜRZ UND KRAUT passt zu welcher Speise?

Einen Versuch ist es wert: Kaufen Sie sich verschiedene kleine Kräutertöpfe und stellen Sie sie auf die Küchenfensterbank! Das sieht nicht nur hübsch aus, sondern Sie haben so auch immer frisches Grün zum Würzen.

Anis: Süßspeisen

Basilikum: Salate, Gemüse, Fleisch, Kräuteressig

Bohnenkraut: vegetarische Bratlinge, Gemüse, Pilzgerichte

Borretsch: grüne Salate, vegetarische Bratlinge

Chili: Fleisch, Tomatengerichte

Curry: Fleisch, Fisch, Reisgerichte

Dill: Butter, Quark, Salate, helle Saucen

Estragon: Gemüsebrühe, Ragouts, Soja, Kräuteressig

Fenchel: Fisch, Salate

Ingwer: Obstspeisen, Mixgetränke, Rohkost

Kerbel: Butter, Eierspeisen, Remouladensauce

Knoblauch: fast alle Gerichte

Koriander: Wild, Saucen, Gemüse, Backwaren

Kresse: Butter, Eier, Fleisch- und Quarkspeisen, Salate

Kümmel: Brot, Quark, Sülze, Kohlgemüse

Kurkuma: Reisgerichte, Fisch, Fleisch, Geflügel, Gemüse, Saucen

Lorbeer: Gemüsebrühe, Suppen, Marinaden, Fleisch- und Fischgerichte

Majoran: Kartoffel- und Tomatengerichte, vegetarische Bratlinge, Saucen

Meerrettich: Rindfleisch, Eier, Gemüse

Muskat: Lebkuchen, Reis-, Kartoffelgerichte, Suppen

Nelken: Gebäck, Kompott, Marinaden

Paprika: fast alle Gerichte

Pfeffer: fast alle Gerichte

Pfefferminze: Fleisch, Fisch, Saucen, Suppen, Salate

Piment: Suppen, Fleisch, Wild, Saucen, Backwaren, Süßes

Rosmarin: Tomaten-, Pilz-, Kartoffelgerichte, Saucen und Salate

Safran: Backwaren, Saucen, Reisgerichte

Salbei: Eier, Fleisch- und Fischspeisen

Senfkörner: Marinaden, Salatsaucen, Gemüse

Thymian: Pasteten, Saucen, Tomatengerichte, Fischgerichte

Vanille: Milch- und Sahnespeisen, Eis, Früchte, Gebäck, Garnelen (für Experimentierfreudige!)

Wacholderbeeren: Fleisch, Geflügell Wild, Fisch, Gemüse, Sauerkraut

Zimt: Obst, Kompott, Desserts, Kuchen, Weihnachtliches

6

Beeren und
Kernobst – erfrischende
Fitmacher

Frisches Obst, knackig und saftig – und ideal, um sich einen echten Vitamin-Kick bei vollem Genuss zu genehmigen. Gleichzeitig werden dem Körper viele lebensnotwendige Nährstoffe und wichtige Schutzstoffe in besonders wohlschmeckender Form zugeführt. Dabei reicht die Palette von Vitamin C über Kalium und Wasser bis zu quellfähigen löslichen Ballaststoffen (z. B. Pektin) und bioaktiven Carotinoiden sowie phenolischen Verbindungen.

Ein umfangreiches Angebot

Beim einheimischen Obstangebot unterscheiden wir Beerenfrüchte (z. B. Erdbeeren, Heidelbeeren und Johannisbeeren), Steinobst (Kirschen, Pflaumen, Aprikosen und Pfirsiche) sowie Kernobst (Äpfel, Birnen und auch Granatäpfel).

Da sich die gesundheitsfördernden antioxidativen Farbstoffe und Verbindungen oft in der Schale befinden, sollte diese – wenn möglich – mitgegessen werden. Vorher sollte das Obst aber unbedingt sorgfältig abgerieben, geputzt oder gewaschen werden. Früchte aus biologischem Anbau sind eine Alternative, denn sie wurden weniger behandelt. Ein besonders hohes antioxidatives Schutzpotenzial haben Kirschen, Pflaumen, rote Weintrauben, Heidelbeeren, Schwarze Johannisbeeren, Erdbeeren, Apfelbeeren (Aronia) und nicht zuletzt der Apfel – das Symbol für Obst schlechthin.

Äpfel – idealer Snack

Der Apfel begegnet uns schon in der Bibel und zählt zu den ältesten in Kultur genommenen Obstarten. Energieliefernde Inhaltsstoffe sind hauptsächlich verschiedene Zuckerarten, vor allem Fruchtzucker. An wertgebenden Nährstoffen sind vor allem Kalium und ein mäßiger Vitamin-C-Gehalt zu nennen. Dabei verfügt die Apfelschale über einen höheren Gehalt als das Fruchtfleisch und sollte deshalb immer mitgegessen werden.

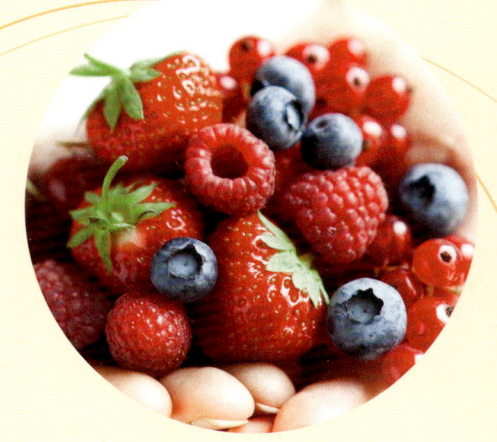

Was der Apfel alles kann

Das im Apfel enthaltene Pektin ist ein quell-
fähiger löslicher Ballaststoff. Durch Pektin
werden Cholesterin und Gallensäuren gebunden und dadurch die Blutfettwerte
günstig beeinflusst. Außerdem trägt es zur
Sättigungswirkung bei.

Der erfrischende Geschmack von Äpfeln
und auch Birnen wird durch organische
Säuren bedingt, die den Speichelfluss und
die Verdauung anregen. Apfelflavonoide
und Apfelballaststoffe (Pektine) gelten als
Darmwächter. So können Äpfel unter anderem das Wachstum von Krebszellen im
Darm unterbinden.

---

info *Je nach Apfelsorte kann die
Zusammensetzung an Vitaminen und
Mineralstoffen erheblich schwanken.
Einen besonders hohen Vitamin-C-Gehalt weist der Boskop auf, etwas weniger vitaminreich sind Cox Orange, Elstar
oder Jonagold.*

Täglich mindestens einen Apfel

Das bekannte Sprichwort »One apple a day
keeps the doctor away.« – zu deutsch: »Ein
Apfel täglich erspart den Arztbesuch.« – ent-
behrt also nicht jeder Grundlage. Dennoch
heißt es heute: »Five a day«, also fünfmal am
Tag Obst und Gemüse zur Verbesserung des
körpereigenen Gesundheitsschutzes.
Allerdings sollten Sie davon drei Gemüse-
portionen wählen, weil diese im Vergleich
zu Obst deutlich reicher an bioaktiven
Schutzstoffen sind.

Heidelbeeren – Früchte mit gesundem Farbstoff

Die Früchte des reich verästelten Klein-
strauches werden wegen ihrer typischen
Farbe auch Blaubeeren genannt.
Heidelbeeren werden in erster Linie frisch
verzehrt. Die kleinen dunkelblauen Früchtchen werden aber auch zu Saft, Marmelade,
Kompott und Sirup sowie zu Tiefkühlware
verarbeitet. Beliebt ist auch die Verwendung
von Heidelbeeren als fruchtige Zutat von
Muffins oder aber zum Belegen von Kuchen
oder Torten.

Vielseitiger Rundum-Schutz

Aufgrund ihrer phenolischen Inhaltsstoffe
(Farbstoffe und Gerbstoffe) haben Heidel-
beeren ausgesprochen gesundheitsfördern-
de Eigenschaften. Die Bioflavonoide der
Heidelbeere wirken sich positiv auf die
Sehleistung aus und sind hochwirksame
Antioxidanzien.
Der Gerbstoffgehalt in Verbindung mit
dem Pektin, das übrigens ebenfalls in
Blaubeeren enthalten ist, macht Heidel-
beeren darüber hinaus zu einem bewährten
Hausmittel bei Verdauungsstörungen mit
Durchfall.

Himbeeren und Co. – krebs-hemmend durch Ellagsäure

Neben den gesundheitsfördernden pflanzlichen Farbstoffen ist in bestimmten Beeren (beispielsweise Himbeeren, Brombeeren und Erdbeeren) und in Nüssen (vgl. Seite 93) ein Molekül mit einer besonderen Krebsschutzwirkung enthalten. Es handelt sich um das Polyphenol Ellagsäure, die in Laborversuchen die Aktivierung krebserzeugender Substanzen als Zellgifte verhindern kann. Ebenso haben die kanadischen Krebsforscher Beliveau und Gingras herausgefunden, dass Ellagsäure den bereits geschilderten Prozess der Angiogenese hemmen und damit den Krebszellen ihr Versorgungssystem abschneiden kann.

Weintrauben – frisch, flüssig oder getrocknet

Weintrauben sind an Reben wachsende Beerenfrüchte mit traubenförmigen Fruchtständen. Die Beeren sind grün bis gelb oder rosa bis dunkelrot. Sie können erbsen- bis walnussgroß sein und Kerne enthalten oder aber kernlos sein.

Trauben machen fit und schützen

Trauben und Traubensaft sind reich an energiespendendem Zucker. Sie eignen sich ideal als leichte Zwischenmahlzeit, um schnell wieder zu Kräften zu kommen, da der Traubenzucker direkt ins Blut geht. Bekannt sind die kleinen Beeren auch als sogenannte Traubenkuren mit frischen

Weintrauben als Entlastungs- und Schlankheitstage. Der hohe Kalium- und der äußerst geringe Natriumgehalt fördern die natürliche Entwässerung.

Blaue Weinbeeren gibt es auch in getrockneter Form. Sie sind überaus wertvoll und zählen zu den Trockenfrüchten mit dem höchsten Radikalfängerpotenzial.

---

info   Genießen Sie das ganze Jahr über Beerenobst: in der jeweiligen Jahreszeit frisch und außerhalb der Saison in Form von Tiefkühlware.

Trauben zum Trinken

Nicht zu vergessen ist die flüssige Variante der Weintrauben. Roter Traubensaft ist sehr schmackhaft und enthält viele antioxidative Flavonoide. Er ist für Kinder und Erwachsene gleichermaßen bestens geeignet. Außerdem ist Traubensaft für Erwachsene, die auf Alkohol und damit Wein verzichten wollen, eine gute Alternative.

Frisches Obst zu jeder Zeit

Frisches Obst wird gerne morgens pur in kleingeschnittener Form, zum kernigen Müsli oder einfach zwischendurch aus der Hand gegessen. Aber auch als Nachtisch ist es bestens geeignet, zum Beispiel als Obstsalat anstelle fett- und zuckerreicher Cremes. Frisches Obst der Jahreszeit und tiefgefrorene Früchte, um das saisonale Angebot zu verlängern, sind gleichermaßen eine gute Empfehlung. Genießen Sie mindestens zwei

Portionen dieser vitaminreichen Fitmacher am Tag. Auch ein frischer Fruchtsaft oder Smoothie aus pürierten Früchten ist eine gute Alternative und genügt oft schon als kleine Zwischenmahlzeit.

Trockenfrüchte

Beim Trocknen verlieren Früchte keineswegs an ihrem antioxidativen Schutzpotenzial. Im Gegenteil kommt es zu einer Konzentrierung der farbgebenden Polyphenole und Carotinoide. So sind Dörrpflaumen und getrocknete Weinbeeren besonders gute Radikalfänger.

Antioxidative Aktivität verschiedener Lebensmittel

Lebensmittel	Antioxidative Aktivität* (in 100 g)
Rosinen	6400
Pflaumen, getrocknet	5800
Brombeeren	5500
Heidelbeeren	3300
Erdbeeren	3100
Weizenvollkorncerealien	3000
Weizenvollkornbrot	2000
rote Trauben	1700
Knoblauch	1300
Weißbrot	1200
Bananen	1100
Orangen	600

* gemessen in Trolox-Äquivalenten. Trolox ist eine Substanz, die dem Vitamin E ähnlich ist und in diesem Testsystem als Standard dient. Je höher der Wert, desto höher ist die antioxidative Kapazität.

Quellen: Miller, 2005

auf einen blick

Genießen Sie Krebsschutz in Beerenfrüchten, Stein- und Kernobst durch:

• Carotinoide – sie sorgen für kräftige Farben und wirken als Radikalfänger

• Polyphenole – vor allem die Ellagsäure wirkt antikanzerogen, da sie die Aktivierung krebserzeugender Substanzen als Zellgifte verhindert

• Ballaststoffe – sie sorgen für gute Sättigung und schützen vor Darmträgheit

• Kalium – wichtig für die Muskelfunktion

• Vitamin C – ist ein optimaler Radikalfänger

Freunde – Verstärkung der Krebsschutzwirkung:
Obst hat nicht nur die beste Schutzwirkung, wenn Sie es möglichst frisch genießen, es schmeckt auch besser! Alternativ können Sie tiefgefrorene Produkte verwenden.

Feinde – Schwächung der Krebsschutzwirkung:
Die Krebsschutzwirkung von Früchten sinkt kontinuierlich unter Einfluss von Sauerstoff, Licht und Wärme in Abhängigkeit von der Einwirkungszeit.

7

Zitrusfrüchte,
exotisches und tropisches Obst –
gesunde Abwechslung

Die bunte Vielfalt der einheimischen und europäischen Früchte wird ergänzt durch ein fast noch
größeres und stets zunehmendes Sortiment von Zitrusfrüchten, tropischen und exotischen Obstsor-
ten. Diese schmecken nicht nur sehr gut, sondern sind wahre Vitaminbomben und Krebsschützer.
Auch bei diesen Früchten gilt: Genießen Sie sie so oft wie möglich – sei es frisch zwischendurch,
verarbeitet in einem exotischen Gericht oder in flüssiger Form als frisch gepresster Fruchtsaft.

Von Ananas bis Zitrone

Das Angebot an Exoten ist riesig: Zitronen, Limetten, Orangen, Grapefruits und Kumquats – eine nur olivengroße Zitrusfrucht, die roh mit Schale gegessen wird. Ananas, Papaya, Guave, Passionsfrucht, Mango, Kiwi, Kaki, Kaktusfeige, Granatapfel und Feige sind weitere Vertreter der großen Palette exotischer Fitmacher. Schließlich soll nicht die Banane vergessen werden, die der gehaltvollste Energiespender unter den Früchten ist. Bananen sollen aber nicht das einzige Obst sein, das man genießt. Von der Energiedichte und vom Gehalt an gesundheitsfördernden Inhaltsstoffen sind die wasserreichen Obstsorten zu bevorzugen.

Wertvolle Inhaltsstoffe garantiert

Tropische Früchte spenden außer Vitamin C auch reichlich Carotinoide – was an ihren leuchtenden Farben leicht zu erkennen ist. Ananas, Papaya und Mango enthalten außerdem eiweißspaltende Enzyme, die die Verdauung dieses Aufbaustoffes aus der Nahrung unterstützen. Kalium und eine Fülle an Aromastoffen (insbesondere ätherischer Öle) kommen hinzu. Zitrusfrüchte sind reich an den zu den sekundären Pflanzenstoffen zählenden Zitrusflavonoiden, die die biologische Aktivität von Vitamin C unterstützen. Diese Gruppe der Flavonoide wurde sogar schon einmal als Vitamin P bezeichnet. Allerdings ist dieser Name heute nicht mehr gebräuchlich.

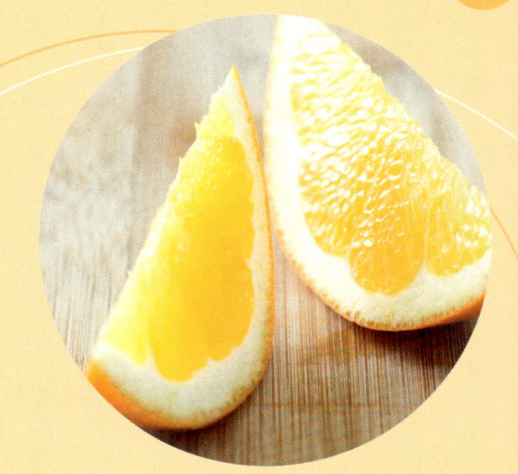

Vitamin C und Zitrusflavonoide

Nachweislich ergänzen sich Vitamin C und Zitrusflavonoide in ihrer Wirkung. Sie unterstützen die Gesunderhaltung der Blutgefäße und schützen vor freien Radikalen. Dabei kann man allerdings nicht sagen, dass Vitamin C ohne Flavonoide keine Wirkung hätte.

Wertvolle Flavonoide aller Art

Flavonoide übertreffen mit etwa 4000 bis 5000 verschiedenen Verbindungen im Pflanzenreich die Anzahl der Carotinoide bei weitem. Sie sind ebenso wie die Carotinoide auch für die Farbeigenschaften von Obst und Gemüse verantwortlich. Der Gruppenname Flavonoide leitet sich vom lateinischen Wort »flavus« (= gelb) ab.

Rosa- und rotfleischige Grapefruitsorten enthalten zusätzlich Carotinoide, unter anderem das wirksame Antioxidanz Lykopin (siehe Seite 69).

Mango, Cantaloupe-Melone und Kaki sind bei den tropischen Früchten Spitzenreiter im Beta-Carotin-Gehalt.

info *Als Vitamin P wurde ein Gemisch verschiedener Flavonoide aus Zitrusfrüchten bezeichnet. Dabei steht das P für Permeabilität (Durchlässigkeit). Die Blutgefäßdurchlässigkeit wird nämlich durch diese Flavonoide günstig beeinflusst.*

Zitrusfrüchte in der Forschung

Wenn man von Zitrusfrüchten spricht, denkt man in erster Linie an ihren hohen Vitamin-C-Gehalt. Doch das wissenschaftliche Interesse geht darüber hinaus. Untersuchungen an großen Bevölkerungsgruppen zeigen, dass bestimmte Krebsarten, wie Speiseröhren-, Kehlkopf-, Rachen-, Mund- oder Magenkrebs, bei Menschen, die vergleichsweise viele Zitrusfrüchte essen, seltener auftreten. Das Risiko, an diesen Krebsarten zu erkranken, ist bei ihnen um 40 bis 50 Prozent gesenkt.

Aktuelle Studien bestätigen die mögliche risikosenkende Wirkung von Zitrusfrüchten für Speiseröhrenkrebs und Krebs im vorderen Bereich des Magens. Dies berichtet die Deutsche Krebsgesellschaft in einer aktuellen Veröffentlichung. Sie stützt sich dabei auf den Deutschen Ernährungsbericht 2004 und aktuelle Ergebnisse der EPIC-Studiengruppe in Potsdam, die unter der Leitung des Deutschen Instituts für Ernährungsforschung steht. Diese europäische Langzeitstudie möchte Zusammenhänge zwischen Ernährung und Krebs und anderen chronischen Krankheiten aufdecken.

Bioaktiver Schutzstoff: D-Limonen

Auf der Suche nach den Inhaltsstoffen, die für die schützenden Wirkungen von Zitrusfrüchten verantwortlich sind, stießen die Wissenschaftler unter anderem auf das D-Limonen. D-Limonen zählt zur Gruppe der Monoterpene und tritt in einer D- und einer L-Form auf. Wie die meisten Monoterpene ist auch Limonen Hauptbestandteil ätherischer Öle. Der frische, aromatische Duft der Zitrusfrüchte ist der beste Hinweis auf diesen wertvollen Inhaltsstoff, denn das Limonen ist Hauptbestandteil der meisten Zitrusöle. Besonders hohe Konzentrationen finden sich in den Zitrusschalen.

Die natürliche Krebsbremse: Multitalent D-Limonen

Eine Schutzwirkung gegen Krebs konnte für einige Monoterpene nachgewiesen werden. D-Limonen hat dabei starke antikanzerogene Wirkung gezeigt. Es verhindert, dass inaktive krebsauslösende Stoffe, sogenannte Prokarzinogene, in aktive Formen umgewandelt werden. Es wirkt aber auch – zumindest bei Tieren –, wenn Zellen bereits geschädigt sind. Tumoren entwickeln sich zurück. Eine Reihe von Mechanismen wird diskutiert, beispielsweise erhöht D-Limonen in der Leber und im Dünndarm die Aktivität von Entgiftungsenzymen.

Die Eigenschaft einiger Monoterpene, sich im Körper bevorzugt in den fettreichen Geweben anzureichern, könnte medizinisch genutzt werden. Wissenschaftler forschen, ob bestimmte Monoterpene gezielt in Tumorgewebe transportiert werden könnten.

Die positiven Ergebnisse haben die Forscher dazu motiviert, einen möglichen Einsatz der Monoterpene in der Krebstherapie zu testen. Derzeit werden die Verträglichkeit, Dosierung und Wirksamkeit von einigen Monoterpenen, darunter D-Limonen, in klinischen Studien überprüft.

D-Limonen in der Krebstherapie

Da D-Limonen insbesondere in den Schalen von Zitrusfrüchten vorkommt, haben Forscher in den USA deren Verwendung im Zusammenhang mit einer bestimmten Hautkrebsform untersucht. Eine in Arizona durchgeführte Studie zeigte, dass diejenigen Menschen, die beim Kochen Zitrusschalen, zum Beispiel in geriebener Form, verwendeten, ein viel geringeres Hautkrebsrisiko hatten. Sie haben zwischen 50 und 90 Milligramm D-Limonen pro Tag aufgenommen. Der Verzehr von Zitronensaft zeigte dagegen keine risikosenkende Wirkung.

Früchte – vielseitige Fitmacher

Fruchtsäuren in Verbindung mit frucht-eigenen Zuckerarten machen den erfrischenden Geschmack der beliebten Exoten aus. Jeder hat bereits die Erfahrung gemacht: Frisches Obst pur aus der Hand oder phantasievoll gemischt als Obstsalat erfrischt und belebt wie kaum eine andere Speise. Auch in herzhaften Gerichten können viele der exotischen Früchtchen verwendet werden. In Salaten, Gemüsepfannen oder Currygerichten setzen sie fruchtige Akzente.

Flüssige Früchtchen

Schließlich eignen sich auch Fruchtsäfte, um in den Genuss der verschiedenen gesundheitsfördernden Inhaltsstoffe der jeweiligen Früchte zu kommen. Sofern Sie das Obst nicht selbst auspressen, sollten Sie jedoch beim Einkauf dieser fruchtigen Getränke auf die Zusammensetzung achten. Bevorzugen Sie reinen Frucht- oder Gemüsesaft – nur sie enthalten weder Farb- noch Konservierungsstoffe. Eine moderne Variante des Fruchtgenusses sind Smoothies, die möglichst viel püriertes Fruchtfleisch enthalten sollten. Ihnen fehlen nur die Ballaststoffe aus den Schalen. Sie sollten allerdings nicht zum Durstlöschen, sondern eher als kleiner Fitmacher-Imbiss verwendet werden.

Fruchtige Durstlöscher

Getränk	Fruchtsaftgehalt
Fruchtsaft	besteht zu 100 % aus dem Saft frischer Früchte
Fruchtnektar	enthält 25 bis 50 % Fruchtanteile, wird durch Wasser, Zucker oder Süßstoffe trinkfertig gemacht
Fruchtsaftgetränk	enthält nur 6 bis 30 % Fruchtanteile, der Rest sind Wasser, Zucker oder Süßstoffe

Quelle: aid Infodienst

auf einen blick

Genießen Sie Krebsschutz in Zitrusfrüchten, exotischem und tropischem Obst durch:

* *Carotinoide – sie sorgen für leuchtende Farben und wirken antioxidativ*

* *Terpene – sie sorgen für den wohlriechenden Duft und wirken antikanzerogen*

* *Enzyme – sie unterstützen die Eiweißspaltung und fördern die Verdauung*

* *Flavonoide und Vitamin C – sie sorgen für gesunde Blutgefäße und wirken außerdem antioxidativ*

* *Fruchtsäuren – sie sorgen für den erfrischenden Geschmack*

Freunde – Verstärkung der Krebsschutzwirkung:
Genießen Sie Zitrusfrüchte am besten roh oder frisch gepresst als Saft. Zum Kochen und Backen öfters einmal geriebene Schalen von unbehandelten Zitronen oder Limonen verwenden.

Feinde – Schwächung der Krebsschutzwirkung:
Die Krebsschutzwirkung von Zitrusfrüchten und exotischem Obst sinkt kontinuierlich unter Einfluss von Sauerstoff, Licht und Wärme in Abhängigkeit von der Einwirkungszeit.

8 Bohnen, Linsen, Soja – eiweißreich und voller Schutzstoffe

Erbsen, Bohnen, Linsen und Sojabohnen sind die bekanntesten Vertreter der Hülsenfrüchte. Es sind die getrockneten Samen der Schmetterlingsblütler (Leguminosen). Unter den pflanzlichen Lebensmitteln sind sie Spitzenreiter in Sachen Eiweißgehalt und -qualität. Die Sojabohne wird daher auch als »Fleisch des Feldes« bezeichnet.

Durch den hohen Anteil an Eiweiß und zum Teil auch an Fett sind Hülsenfrüchte außerdem energiereicher als die meisten anderen Gemüsesorten – ohne sich jedoch ungünstig auf die Figur auszuwirken.

Erbsen, Bohnen, Linsen: wertvolle Sattmacher

Ernährungsphysiologisch bedeutsam an der umfangreichen Gruppe der Hülsenfrüchte ist ihr Gehalt an Ballaststoffen und Mineralstoffen, insbesondere Kalium, Magnesium und Eisen. Erwähnenswert ist auch der Anteil an B-Vitaminen, allen voran das für den Kohlenhydratstoffwechsel zuständige »Energie«-Vitamin B_1. Ebenso kommt das Gefäßschutzvitamin Folsäure, das auch in der Schwangerschaft eine wichtige Schutzfunktion übernimmt, bei Bohnen, Linsen & Co. in größerer Menge vor.

Von gesundheitlichem Interesse sind ferner die sekundären Pflanzenstoffe in Hülsenfrüchten wie Phytosterine und Phytoöstrogene, die sich günstig auf den Cholesterinhaushalt auswirken und der Entstehung von Herz-Kreislauf- sowie Krebserkrankungen vorbeugen.

Hülsenfrüchte ergänzen in idealer Weise das Eiweiß von Getreideprodukten. Besonders Sojabohnen können durch ihre günstige Aminosäurenzusammensetzung das Getreideprotein aufwerten, so dass es zu einem hohen Grad in Körpereiweiß umgewandelt werden kann. So ergibt sich insgesamt eine hohe biologische Wertigkeit.

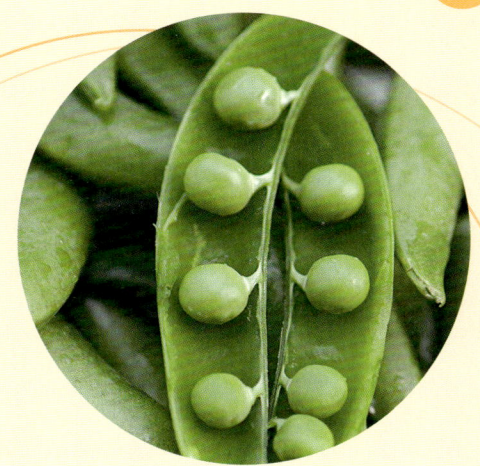

Soja als Krebsschutz-Lebensmittel

Sojabohnen besitzen nicht nur eine optimale Aminosäurenzusammensetzung, sie sind mit 18 Prozent Fettanteil auch Lieferanten des hochwertigen Sojaöls. Sojaöl zeichnet sich wiederum durch eine günstige Kombination aus einfach und mehrfach ungesättigten Fettsäuren aus.

Bekannte Sojalebensmittel sind neben Sojaöl und Sojasauce der dem Quark ähnliche, eiweißreiche Tofu, die als Milchersatz dienenden Sojadrinks sowie daraus hergestellte Desserts einschließlich einer joghurtähnlichen Zubereitung.

Was macht Soja im Rahmen der Krebsvorbeugung so interessant?

Einige Forscher halten die Isoflavone (z. B. Genistein und Daidzein) für die wichtigsten Schutzfaktoren überhaupt in der Sojabohne. Sie haben strukturelle Ähnlichkeit mit dem Hormon Östrogen. Diese sogenannten Phytoöstrogene gelten als wichtige Bestandteile einer krebsvorbeugenden (präventiven) Ernährung.

Grundsätzlich ist bei einem so komplexen Thema wie der Krebsentstehung und ihrer möglichen Ursachen und Schutzfaktoren einschließlich der Ernährung die Aufklärung von Details und Zusammenhängen nur in beschränktem Maße möglich. Vorschnelle einseitige Schlussfolgerungen sind daher nicht zulässig. Dennoch sind die folgenden Überlegungen äußerst interessant und vielversprechend. Dabei wird die Wirkung von Soja auf Frauen und Männer differenziert betrachtet.

Soja für Frauen

Bei Frauen im fortpflanzungsfähigen Alter scheint ein erhöhter Östrogenspiegel einer der Risikofaktoren für Brustkrebs zu sein. Phytoöstrogene aus Soja können sich durch ihre Strukturähnlichkeit an die sogenannten Östrogenrezeptoren im Körper binden, wirken aber viel schwächer als das Original. Insgesamt scheinen die Phytoöstrogene aus der Nahrung bei Frauen vor den Wechsel-

Die biologische Wertigkeit in Beispielen

Nahrungsmittel (je 100 g)	Biologische Wertigkeit
Hühnerei	100
Schweinefleisch	85
Soja	81
Geflügel	80
Kartoffeln	76
Vollmilch	72
Im Vergleich dazu:	
Bohnen und Mais	99

Quelle: Brockhaus Ernährung, 2008

jahren die Human-Östrogenwirkung abzuschwächen und damit das Risiko eines unkontrollierten, für Krebs typischen Zellteilungsprozesses vermindern zu können.

Ein weiterer Erklärungsansatz ist folgender: Das in Soja vorkommende Phytoöstrogen Genistein scheint die Aktivität von Enzymen zu unterdrücken, die für die Zellteilung nötig sind. Außerdem vermindert es offenbar die Bildung neuer Blutgefäße, die zur Versorgung entstandener Krebszellen nötig sind. Hinzu kommt die antioxidative Wirkung von Soja.

Die wissenschaftliche Datenlage zur Brustkrebsprophylaxe durch Verzehr von Sojaprodukten ist vielversprechend, aber in ihrer Beweisführung noch nicht abgeschlossen. Das gilt in ähnlicher Weise für die Minderung von Wechseljahresbeschwerden. Viele dieser Vermutungen beruhen auf epidemiologischen Studien zu Vorteilen der traditionellen asiatischen Ernährungsweise. Sie sind nicht durch Interventionsstudien am Menschen belegt.

Vorsicht ist geboten

Isoflavone in isolierter Form und hoher Dosierung können die Funktion der Schilddrüse beeinträchtigen und das Brustdrüsengewebe verändern. Dabei ist auch nicht völlig auszuschließen, dass die Entwicklung von Brustkrebs gefördert werden könnte. Dies gilt insbesondere bei Frauen mit bereits vorhandenem Brustkrebs.

In Tierversuchen konnten durch Phytoöstrogene sowohl krebsvorbeugende als auch krebsfördernde Effekte nachgewiesen werden. Eine mögliche Erklärung könnte darin liegen, dass in den Studien mit nachteiligen Wirkungen überwiegend isolierte

Isoflavone, dagegen in den Studien mit schützender Wirkung Isoflavone im Verbund mit Sojaeiweiß wie in den natürlichen Sojalebensmitteln verwendet wurden.

Studien mit nicht definierten Isoflavonpräparationen sind also nicht miteinander vergleichbar. Frauen, die isolierte Sojaisoflavone einnehmen möchten, sollten in jedem Fall ihren Arzt um Rat fragen.

info Phytoöstrogene gehören zur Gruppe der sekundären Pflanzenstoffe und wirken antioxidativ. Untergruppen der Phytoöstrogene sind die Isoflavonoide, die vor allem in Sojabohnen enthalten sind, und Lignane, die hauptsächlich in Getreide und Leinsaat vertreten sind.

Soja für Männer

Für die Reduzierung des Prostatakrebsrisikos sprechen gegenwärtig ebenfalls überzeugende Gründe. Bereits im Jahr 1985 wies der Phytoöstrogenexperte Prof. Adlercreutz aus Helsinki darauf hin, dass Isoflavone die Entstehung von Prostatakrebs verhindern können, indem sie das Zellwachstum während der sogenannten Promotionsphase verhindern. Wissenschaftliche Befunde aus der Epidemiologie, die sich mit typischen Verzehrgewohnheiten und Krankheitsentstehung befassen, unterstützen diese Hypothese, so dass Männern zur Vorbeugung tatsächlich empfohlen werden kann, regelmäßig isoflavonhaltige Sojalebensmittel zu verzehren. Neuere Studien zeigen, dass sogar die Entwicklung von Prostatakrebs deutlich langsamer voranschritt. Auch in der aktuellen Studie (Cancer Prostate Sweden Study) bestätigte sich die prostatakrebsmindernde Wirkung einer Ernährung, die reich an Phytoöstrogenen ist.

Isoflavon-Stoffwechsel ist entscheidend

Der Isoflavon-Stoffwechsel scheint von zentraler Bedeutung zu sein. Nach dem Verzehr von Sojaprodukten werden die darin enthaltenen Isoflavone im Darm verstoffwechselt, wobei die dort vorhandenen Bakterien eine wichtige Rolle spielen. Sie wandeln das Sojaisoflavon Daidzein in das eigentliche, östrogenartig wirksame Stoffwechselprodukt Equol um.

Regelmäßig Hülsenfrüchte und Sojaprodukte

Ernährungsexperten empfehlen, eine traditionelle Verzehrsgewohnheit wieder aufzugreifen und mindestens einmal wöchentlich Hülsenfrüchte, beispielsweise als Eintopfgericht, zu essen. Vor allem in der asiatischen Küche werden viele Sojaprodukte verwendet. Wer seinen Sojaverzehr anheben möchte, sich aber nicht so stark auf asiatische Rezepte einlassen will, kann mit schmackhaften Sojadrinks und Sojadesserts seinen Gesundheitsschutz ausbauen. Es spricht vieles für den Verzehr von Sojalebensmitteln im Rahmen einer ausgewogenen Ernährung mit Schwerpunkt auf pflanzlichen Lebensmitteln. Nicht empfehlenswert sind dagegen hochdosierte Sojaisoflavon-Präparate.

auf einen blick

Genießen Sie Krebsschutz in Hülsenfrüchten durch:

* *Phytoöstrogene – sie wirken antikanzerogen und antioxidativ*

* *Ballaststoffe – sie sind sättigend und sorgen für eine gesunde Darmbakterienflora*

* *Mineralstoffe, B-Vitamine – sie sorgen für Energie und Power*

* *hochwertiges Pflanzeneiweiß – es hilft, den Anteil von zu viel tierischem Protein in der Ernährung zu senken*

* *antioxidative Inhaltsstoffe – sie sind optimale Radikalfänger*

Freunde – Verstärkung der Krebsschutzwirkung:
Ballaststoffe fördern die gesunde Darmflora und damit die Isoflavonwirkung von Hülsenfrüchten.

Feinde – Schwächung der Krebsschutzwirkung:
Hülsenfrüchte müssen gegart bzw. verarbeitet werden, erweisen sich dabei aber nicht empfindlich in Bezug auf Nähr- und Schutzstoffverluste.

9

Getreide und Vollkornprodukte – Ballaststoffe und mehr

Für die meisten Völker der Erde sind Getreide und Getreideprodukte die wichtigsten Grund-
nahrungsmittel. Weltweit liefern Getreide und seine Produkte den Menschen etwa 50 Prozent der
benötigten Nahrungsenergie.
Es wird unterschieden zwischen Brot- und Breiessern. Während die ersten vorrangig Weizen und
Roggen zur Brotherstellung verwenden, ist Reis das hauptsächlich verzehrte Getreide der soge-
nannten »Breiesser«, die vor allem in der asiatischen Bevölkerung zu finden sind.

Volle Kraft durch volles Korn

Ein wesentliches ernährungsphysiologisches Qualitätsmerkmal ist der Ballaststoffgehalt von Getreide und Getreideprodukten. Das ganze Korn bzw. Vollkornprodukte schneiden hierbei am besten ab. Vollkornprodukte enthalten im Gegensatz zu niedrig ausgemahlenen hellen Mehlen auch ein Vielfaches an B-Vitaminen und am Mineralstoff Magnesium.

Mehr Getreide, mehr Gesundheitsschutz

Im Rahmen der Krebswächter-Strategie tragen neben dem reichlichen Genuss von Gemüse und Früchten sowohl Hülsen-
früchte als auch Vollkorngetreideprodukte zum erwünschten Verzehr von deutlich mehr pflanzlichen Lebensmitteln bei. Einer solchen vegetarisch betonten Ernährung kommen vielseitige Schutzeffekte im Rahmen der Prävention verschiedener chronischer ernährungsmitbedingter Erkrankungen zu.

Ballaststoffe brauchen Wasser

Ballaststoffe regeln wichtige Stoffwechselvorgänge wie Hunger und Sättigung, den Blutzuckerhaushalt und Fettstoffwechsel sowie die Darmtätigkeit.
Täglich sollten mindestens 30 Gramm Ballaststoffe – am besten ein Mix aus Vollkorn, Hülsenfrüchten, Gemüse und Obst – ver-

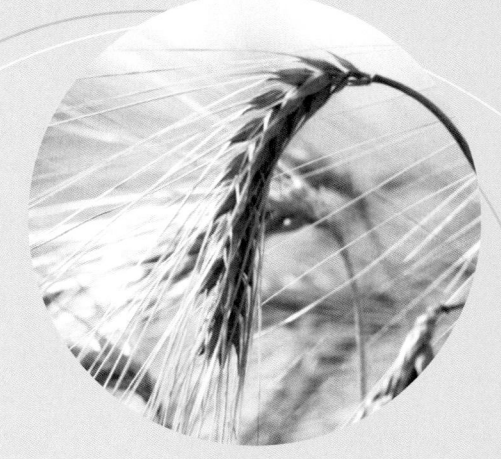

zehrt werden. Sie sind für die Funktions- und Gesunderhaltung des Körpers unverzichtbar.

Reichlich Trinken (Wasser, verdünnte Säfte, verschiedene Tees) macht die Ballaststoffe jedoch erst richtig wirksam. Erst, wenn die unverdaulichen Faserstoffe durch Flüssigkeit zum Quellen gebracht werden, können sie optimal wirken – eine bedeutende Fähigkeit, die sie so wertvoll macht.

Schutz vor Dickdarmkrebs durch Ballaststoffe

Bereits in den 60er Jahren stellten Wissenschaftler fest, dass Dickdarmkrebs in Afrika, wo die Kost wesentlich ballaststoffreicher ist, weitaus weniger verbreitet war als in Europa.

Wirkungsweise der Ballaststoffe

Ballaststoffe können eine krebshemmende Wirkung entfalten, indem sie die Darmpassage des Nahrungsbreis beschleunigen. Krebserregende Stoffe haben so eine geringere Kontaktzeit mit der Darmschleimhaut. Außerdem vergrößern Ballaststoffe das Stuhlvolumen, so dass die schädigenden Substanzen verdünnt werden.

Darüber hinaus können auch Schadstoffe (zum Beispiel Schwermetalle) sowie krebsauslösende bakterielle Abbauprodukte der Gallensäuren, die bei fettreicher Ernährung vermehrt anfallen, von den Ballaststoffen gebunden und anschließend mit dem Stuhl ausgeschieden werden.

Bestimmte Ballaststoffe beeinflussen schließlich die Vermehrung erwünschter Darmbakterien und fördern die Bildung von Substanzen, die die Dickdarmschleimhaut schützen (unter anderem Buttersäure bzw. Butyrat).

Zwischenergebnisse aus dem europäischen EPIC-Projekt (European Prospective Investigation into Cancer and Nutrition) belegen die bedeutsame Rolle von Ballaststoffen in der Prävention von Dickdarmkrebs. Mit der Höhe des Ballaststoffverzehrs steigt die vorbeugende Wirkung.

Bioaktiver Schutzstoff: Ferulasäure

Eine Vielzahl von bioaktiven Schutzstoffen trägt zum hohen antioxidativen Potenzial von Weizen und Lebensmitteln mit Vollkornweizen bei. Sehr häufig sind in den äußeren Schichten des Weizenkorns die Phenolsäuren anzutreffen, dabei steht die Ferulasäure mengenmäßig an erster Stelle. Analysen haben ergeben, dass besonders viel von dieser wertvollen Säure in der Aleuronschicht steckt.

Einige Gemüsesorten, wie Spinat und Kopfsalat, sind ebenfalls reich an bestimmten Phenolsäuren, unter anderem Ferulasäure, die auch im Roggen zu finden ist.

Es wurden weitere vor Krebs schützende Eigenschaften gefunden. Ferulasäure verhindert, dass sogenannte Prokanzerogene aktiv werden können. Sie kann aber auch krebsauslösende Stoffe hemmen. In den Pflanzen kommt die Ferulasäure manchmal frei, manchmal aber auch an andere Moleküle gebunden vor.

---

info *Im Labor konnten Forscher nachweisen, dass die Ferulasäure antioxidativ wirkt, und zwar stärker noch als die Vitamine C und E. Auch konnte gezeigt werden, dass freie Ferulasäure das LDL-Cholesterin vor Oxidation schützen kann.*

Im Weizen ist der größte Teil der Ferulasäure an Ballaststoffe gebunden. Nur die freie Ferulasäure kann ohne weiteres im Dünn- und im Dickdarm aufgenommen werden. Gebundene Ferulasäure muss beispielsweise erst durch die Bakterien im Dickdarm von den Ballaststoffen getrennt werden. Das hat aber auch den Vorteil, dass die Ferulasäure so durch den gesamten Verdauungstrakt wandert und während der ganzen Passagezeit Schutz bieten kann. Forscher untersuchen derzeit, was mit der Ferulasäure im Dickdarm weiter passiert.

Weitere Schutzstoffe im Weizen

Wichtige Inhaltsstoffe im Weizenkorn sind die Lignane aus der Gruppe der Phytoöstrogene (siehe Seite 86). Auch sie finden sich überwiegend in der Aleuronschicht (Schicht um den Mehlkern). Tierexperimente und Beobachtungsstudien weisen auf ihre antikanzerogene Wirkung bei hormonbezogenen Krebsarten in Brust, Gebärmutter oder Prostata hin.

Das Beste aus der Randschicht

Auch Phytinsäure und Phytosterine aus den Randschichten tragen zum Gesundheitswert des Weizens bei. Phytinsäure wird im Zusammenhang mit der verschlechterten Aufnahme verschiedener Mineralstoffe diskutiert. Der Grund: Sie bildet mit den Mineralstoffen Komplexe, so dass sie der Körper nicht aufnehmen kann. In der Praxis scheint dies jedoch ohne große Bedeutung zu sein, denn es werden mehr Mineralstoffe zugeführt als durch Phytinsäure gebunden.

Vollkornprodukte bieten mehr in jeder Hinsicht

Nährstoffe	Weizenvollkorn (in 100 g)	Weizenmehl Type 405 (in 100 g)
Ballaststoffe	10,3 g	4,0 g
Magnesium	128 mg	20 mg
Vitamin B_1	0,45 mg	0,06 mg
Vitamin B_2	0,10 mg	0,03 mg
Vitamin B_6	0,44 mg	0,18 mg
Folsäure	49 µg	10 µg
Eiweiß	11,7 g	9,8 g
Eisen	3,3 mg	1,9 mg
Zink	4,1 mg	1,1 mg
Vitamin E	1,6 mg	0,3 mg

Quelle: Nährwerttabellen des Fachbuchhandels

Nicht nur Brot und Haferflocken

Grundsätzlich ist ein abwechslungsreicher Getreideverzehr empfehlenswert. Genießen Sie täglich grobkörniges Roggenvollkornbrot, Müsli oder Haferporridge. Folgen Sie Rezeptanregungen und probieren Sie auch Getreidegerichte mit Grünkern, Roggen oder Naturreis, Hirse, Gerste oder Vollkornnudeln aus. Verwenden Sie auch öfter Weizenkeime – das Vitalstoffkonzentrat des Weizenkorns.

Vollkornprodukte: Was bringt die Zukunft?

Der Gesundheitswert von Vollkorn ist beträchtlich. Schade nur, dass sehr wenige Verbraucher diesen Wert bisher zu schätzen wissen. Ein Blick in die Vermahlungsstatistiken verrät, dass nur ein sehr kleiner Anteil des verarbeiteten Getreides als Vollkorn vermarktet wird.

Volles Korn voraus

Um Vollkorn schmackhaft zu machen, ziehen verschiedene europäische Wissenschaftler an einem Strang: Im Rahmen des Forschungsprojekts »HEALTHGRAIN«, das mit »gesundes Korn« übersetzt werden kann, beschäftigen sich die Forscher intensiv mit allen Facetten von Weizen und Roggen. Das Ziel ist, neue, ernährungsphysiologisch wertvolle, aber vor allem wohlschmeckende Produkte zu entwickeln, damit zukünftig mehr Vollkornvarianten auf dem täglichen Speiseplan ihren Platz finden. Dazu können Frühstücksflocken und Brote ebenso wie Teigwaren und Gebäck zählen.

auf einen blick

Genießen Sie Krebsschutz in Getreide- und Vollkornprodukten durch:

• Ballaststoffe – sie beschleunigen die Darmpassage und erhöhen das Stuhlvolumen

• Lignane – sie gehören zu den Phytoöstrogenen und wirken antikanzerogen

• Phenolsäuren – sie gehören zu den bioaktiven Schutzstoffen und wirken antioxidativ

• B-Vitamine und Magnesium – sie sorgen für einen ausgeglichenen Vitamin- und Mineralstoffhaushalt

• Vitamin E – es wirkt antioxidativ

Freunde – Verstärkung der Krebsschutzwirkung:
Genießen Sie Getreide möglichst oft als »volles Korn«. Bringen Sie Abwechslung in Ihren Speiseplan und probieren Sie auch andere, ungewöhnlichere Getreidesorten aus.

Feinde – Schwächung der Krebsschutzwirkung:
Der Verlust an wertvollen Vitaminen, Mineralstoffen und Schutzstoffen im Getreide kann bei niedrig ausgemahlenen Mehlen bis zu 90 Prozent gegenüber dem vollen Korn betragen.

10

Gesunde Fette –
Oliven- und Rapsöl, Ölsaaten und
Nüsse

In der täglichen Ernährung soll eher darauf geachtet werden, dass man nicht zu viel Fett verzehrt. Neben Bewegungsmangel ist dies einer der Hauptverursacher für das weitverbreitete Übergewicht. Vor allem im Zusammenhang mit der Krebsentstehung wird eine zu hohe Fettaufnahme als ungünstig angesehen, wobei vor allem die Fettqualität eine Rolle spielt. Es ist also wichtig, dass Fett nur mit Augenmaß aufgenommen wird, und vor allem, dass man die »richtigen« Fette bei der Zubereitung verwendet.

Fett ist nicht gleich Fett

Übergewicht gilt als ein Risikofaktor für verschiedene Krebsformen. Mit einer vermehrten Fettzufuhr ist auch eine erhöhte Gallensekretion verbunden, die zur Fettverdauung benötigt wird. Es gelangen vermehrt Gallensäuren in den Dickdarm, die von bestimmten Darmbakterien zu krebserregenden Verbindungen abgebaut werden. Das Risiko für Dickdarmkrebs steigt.

Gibt es gesundes Fett?
Weniger Fett (»low fat«) heißt jedoch nicht »no fat« (kein Fett). Viele Nahrungsfette gelten als ausgesprochen gesundheitsfördernd. Dazu zählen Raps- und Olivenöl mit einem hohen Anteil einfach ungesättigter Fettsäuren. Fettreiche Meeresfische, Raps-, Lein- und Walnussöl sowie Walnüsse enthalten wertvolle mehrfach ungesättigte Fettsäuren, die Omega-3-Fettsäuren. Mehr über die gesundheitlichen Vorzüge dieser Fettsäuren finden Sie im Kapitel über Fische auf Seite 99.

Sättigen Sie sich mit einfach Ungesättigtem

Einer der Vorzüge der Mittelmeerländerküche ist die Verwendung von Olivenöl als Hauptfettquelle. Im sonnigen Süden werden

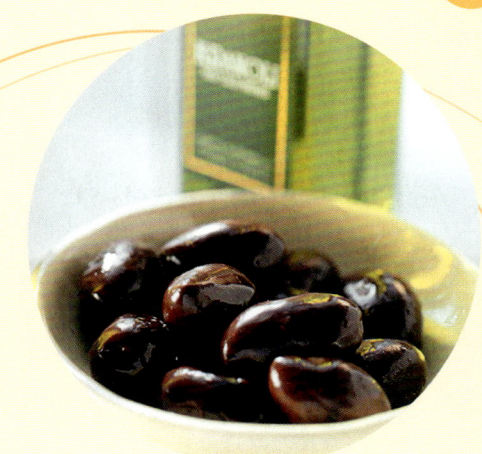

sogar 35 Prozent der täglichen Kalorien in Form von Fett verzehrt, statt der bei uns von Wissenschaftlern geforderten 30 Prozent. Trotz dieser Tatsache ist die Rate an Herz-Kreislauf-Erkrankungen und Krebserkrankungen sogar niedriger als bei Amerikanern und Nordeuropäern. Die Gründe dafür sind:

- die im Vergleich zu mehrfach ungesättigten Fettsäuren bessere Stabilität der einfach ungesättigten Fettsäuren gegenüber unerwünschten Sauerstoffveränderungen (Radikalbildung) und
- der günstige Gehalt an oxidativen Schutzstoffen wie Vitamin E und Polyphenolen.

Olivenöl ist die Nr. 1

Die Hinweise verdichten sich, dass Olivenöl möglicherweise ein weiterer vorbeugender Beitrag gegen Krebs ist. Jedenfalls erkranken Griechinnen deutlich seltener an Brustkrebs als Amerikanerinnen. Sicherlich dürfen in diesem Zusammenhang die weiteren Unterschiede in der Kostzusammensetzung nicht übersehen werden. Die besten Olivenölqualitäten sind sogenanntes natives Olivenöl extra und kaltgepresstes natives Olivenöl.

---

info *Rapsöl steht dem Olivenöl in keiner Weise nach. Es hat sogar noch ein weiteres gesundheitliches Plus, nämlich den zusätzlichen Gehalt an der pflanzlichen Omega-3-Fettsäure mit der Fachbezeichung Alpha-Linolensäure.*

Nüsse und Ölsaaten – eine kleine Warenkunde

Freispruch für Nüsse

Gesalzene Erdnüsse erzeugen im Übermaß gegessen zu Recht ein schlechtes Gewissen. Ein paar Erdnüsse als kleiner Snack zwischendurch (am besten frisch aus der Schale) sowie einige Kürbis- oder Walnusskerne im Rohkostsalat oder Müsli sind jedoch durchaus gesunde Zutaten in einem abwechslungsreichen Speiseplan. Ihr Fettanteil ist einfach und mehrfach ungesättigt mit günstigem Gehalt an antioxidativem Vitamin E und phenolischen Pflanzenstoffen.

Eigenschaften von Nüssen

Erdnüsse gehören botanisch zu den Hülsenfrüchten. Alle anderen Nüsse zählen zum Schalenobst und umfassen die Arten Walnüsse (reich an dem Krebsschutzfaktor Ellagsäure, siehe Seite 78), Haselnüsse, Mandeln, Cashewnüsse, Paranüsse, Pecannüsse, Macadamianüsse, Pistazien und Maronen (Esskastanien).

Mit Ausnahme der Esskastanie sind alle aufgeführten Nüsse recht fetthaltig, zeichnen sich aber durch einen hohen Eiweiß- und Mineralstoffgehalt, insbesondere Ma-

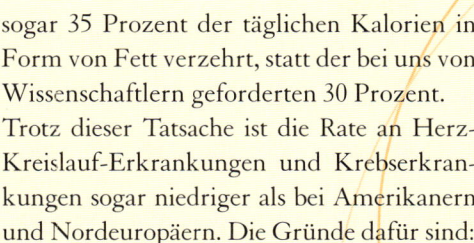

gnesium und Eisen, aus. Relativ hoch ist auch der Vitamin-B$_1$-Anteil. In kleinen Mengen genossen, etwa zusammen mit Trockenfrüchten oder im Müsli, Brot und Gebäck, stellen Nüsse eine sinnvolle Ernährungsergänzung dar.

Hochwertige Ölsaaten

Ölsaaten sind kleinförmige Samen, die vorwiegend zur Ölgewinnung dienen. Dazu zählen Raps, Sonnenblumenkerne, Leinsamen, Sesam und Baumwollsaat. Sonnenblumenkerne, Leinsamen und Sesam werden als nähr- und ballaststoffreiche Körner auch pur oder in Kombination mit Getreide verzehrt. Ölsaaten enthalten viel Eiweiß und Mineralstoffe. Wegen ihres hohen Fettanteils sollten sie ebenso wie Nüsse nur sparsam verwendet werden. Das Öl der Ölsaaten ist äußerst reich an einfach und mehrfach ungesättigten Fettsäuren.

Leinsamen – bringt nicht nur den Darm in Schwung

Leinsamen ist aufgrund der schleimbildenden und quellfähigen Ballaststoffe als mild wirkendes Mittel zur Anregung der Darmtätigkeit bekannt. Darüber hinaus ist die Leinsaat aber auch eine bedeutende Ölquelle (Leinöl). Ihr Hauptexporteur ist Kanada mit 85 Prozent der Welternte. Außerdem kommt Leinsamen in vielen Müslimischungen vor und kann auch mitgebacken werden (Leinsamenbrot). Mit heißem Wasser überbrüht, ergibt Leinsamen einen Schleim, der sich bei Entzündungen des Magen- und Darmtraktes bewährt hat.

Lignane – bioaktive Schutzstoffe

Sekundäre Pflanzenstoffe des Leinsamens sind Lignane, die wie die Sojaisoflavone östrogenähnliche Wirkungen zeigen. Die im Leinsamen vorkommenden Lignane Secoisolariciresinol (SECO) und Matairesinol werden im menschlichen Organismus in die Lignane Enterolacton und Enterodiol umgewandelt. Diese Verbindungen stellen die eigentlichen Wirkformen dar. Die Umwandlungsrate von pflanzlichen Lignanen in die im menschlichen Organismus wirksame Form hängt stark vom Individuum und vor allem von dessen Darmflora ab.

Lignane sind hormonähnliche Stoffe, die den Phytoöstrogenen (Pflanzenöstrogenen) zugeordnet werden. Speziell hormonsensitive Krebsarten wie Brust-, Gebärmutter- und Prostatakrebs werden durch Lignane positiv beeinflusst, so der Pionier der Lignanforschung, Professor Adlercreutz. Lignane sind im Pflanzenreich weitverbreitet, zum Beispiel auch im Getreide.

Krebsschutzwirkung von Lignanen

Man nimmt an, dass »schwache« Östrogene wie Lignane und Isoflavone, die nur etwa 0,1 Prozent der Aktivität der menschlichen Steroid-Östrogene ausmachen, oft wie ein »Anti-Östrogen« wirken. Der Grund: Diese Pflanzenöstrogene blockieren die Rezeptoren (Bindungsstellen) für die körpereigenen Östrogene. Der so entstandene Rezeptor »Anti-Östrogen«-Komplex sieht strukturell anders aus als der von den körpereigenen Hormonen gebildete Rezeptor-Östrogen-Komplex. Folglich bindet der andersartige Rezeptor »Anti-Östrogen«-Komplex nicht an die DNA. Gene werden nicht aktiviert, die Transkription findet nicht statt und die Zellteilung kann nicht eingeleitet werden. Findet dieser Prozess in einer Tumorzelle, zum Beispiel in einer prokanzerogenen Brustzelle statt, so wird deren invasives Wachstum durch Phytoöstrogene gehemmt.

info *Lignane gehören zu den gesundheitsfördernden sekundären Pflanzenstoffen. Sie werden aus Leinsamen gewonnen.*

Tipps zum richtigen Fett-Mix

- Essen Sie mindestens einmal wöchentlich fetthaltigen Meeresfisch.
- Verwenden Sie für Salatsaucen und zum Dünsten von Gemüse hochwertiges Oliven- oder Rapsöl.
- Reichern Sie Salate, Müslis, Fruchtsalate und Quarkspeisen oder Joghurt öfter einmal mit Walnusskernen, Sojakernen, Kürbiskernen, Leinsamen oder Sesam an.
- Bevorzugen Sie öfter Hafervollkornprodukte, die ebenfalls einen wertvollen Fettanteil besitzen.
- Schränken Sie den Verzehr von gehärteten Pflanzenfetten (in vielen Fertigprodukten und Fertiggerichten sowie in Backwaren und in frittierten Speisen) weitmöglich ein.
- Bevorzugen Sie bei Fleisch, Wurst und Käse die fettarmen Varianten.
- Erhitzen Sie vor allem kaltgepresste Pflanzenöle nicht zu lange und zu hoch.

auf einen blick

Genießen Sie Krebsschutz in Oliven- und Rapsöl, Ölsaaten und Nüssen durch:

- *Polyphenole – sie wirken antioxidativ als Radikalfänger*

- *Phytoöstrogene – sie wirken antikanzerogen*

- *Omega-3-Fettsäuren – sie haben einen günstigen Einfluss auf das Blut und die Herztätigkeit und wirken entzündungshemmend*

- *einfach ungesättigte Fettsäuren – sie sind äußerst stabil gegenüber unerwünschter Radikalbildung*

- *Vitamin E – es wirkt antioxidativ*

Freunde – Verstärkung der Krebsschutzwirkung:
Genießen Sie täglich Nüsse als kleinen Imbiss frisch aus der Schale – eine kleine Handvoll reicht.

Feinde – Schwächung der Krebsschutzwirkung:
Verzichten Sie auf gesalzene Nüsse und essen Sie auf keinen Fall verdorbene, ranzige und mit Schimmelpilzen befallene Nüsse. Achten Sie beim Braten darauf, dass die verwendeten Pflanzenöle nicht zu lange und zu hoch erhitzt werden.

11

Joghurt, Käse & Co. –
(Milchsäure-)Bakterien für die
Gesundheit

Milchsaures tut gut. Milchsäure sorgt nicht nur dafür, dass Lebensmittel nicht so schnell verderben und ihren typischen frischen, pikant-säuerlichen Geschmack entwickeln. Milchsäurebakterien wandeln durch Vergärung bestimmte Zuckersorten, insbesondere Milchzucker (Laktose), in organische Säuren wie Milchsäure um. Außerdem sind sie beim Reifungsprozess vieler Lebensmittel beteiligt und neben dem typischen Geschmack auch für deren gute Bekömmlichkeit verantwortlich.

Wie Milchsäure-bakterien wirken

Der Gesundheitsnutzen von milchsauer vergorenen Lebensmitteln hat eine lange Tradition, da sie bereits früh als sehr gesund und sogar lebensverlängernd betrachtet wurden.

Die sprichwörtlich hohe Lebenserwartung der Bulgaren wurde schon zu Beginn des 20. Jahrhunderts vom russischen Forscher und Nobelpreisträger Elie Metchnikoff auf den häufigen Verzehr von fermentierten Milchprodukten zurückgeführt (»Kefir – das Getränk der Hundertjährigen«).

Milchsäurebakterien sollen – so die Vermutung des Forschers – Fäulnisbakterien im Darm unter Kontrolle halten. Mittlerweile liegen zahlreiche wissenschaftliche Untersuchungen vor, die die Wirkung der Milchsäurebakterien besser verständlich machen.

Immunabwehr und Krebsschutz

In der Erfahrungsheilkunde werden bereits seit langem milchsauer vergorene Lebensmittel in der Ernährung von Krebskranken empfohlen und auch zur Krebsvorbeugung eingesetzt. Dabei werden verschiedene antikanzerogene Mechanismen diskutiert.

Milchsäurebakterien sollen das Immunsystem und dadurch die Tumorabwehr aktivieren. Sie sollen Enzyme hemmen, die an der Aktivierung von Prokanzerogenen beteiligt sind. Ferner sollen Milchsäurebakterien mutagene Substanzen im Darm binden und dadurch unschädlich machen.

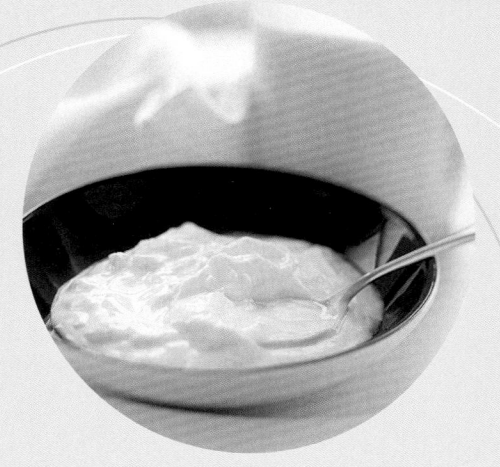

Probiotika: Lebendkeime für die Darmflora

Probiotische Bakterien sind spezielle Arten von Bakterien, die besonders widerstandsfähig gegenüber Säuren sind und deshalb auch die Passage durch Magen und Darm überleben. Sie sollen in ausreichender Menge und in aktiver Form in den Darm gelangen und dort gesundheitliche Wirkungen erzielen. Im Vordergrund stehen die Unterstützung der Immunabwehr und die Prävention von Darmkrebserkrankungen.

Es wird noch geforscht

Die Aktivierung der Immunantwort des Körpers durch Milchsäurebakterien und ihre Bedeutung für die menschliche Gesundheit sind ein Mosaikbaustein in der (noch nicht abgeschlossenen) Erforschung der Wirkungen von Probiotika. Diskutiert wird auch ein krebsvorbeugender Effekt. Allerdings sind längst noch nicht alle Mechanismen bekannt, welche die Beeinflussung des Immunsystems beim Menschen erklären könnten. Auch in diesem Bereich gilt, dass Ergebnisse aus Tierversuchen nicht ohne weiteres auf den Menschen übertragen werden können.

info *Joghurt, Kefir, Dickmilch, Quark, Käse, Sauerrahmbutter, Sauerkraut, Salzgurken, eingelegte Oliven, Rohwürste, Sauerteigbrote und selbst Bier und Wein werden mit Hilfe von Milchsäurebakterien erzeugt.*

Kalzium als Marker für den Verzehr von Milch

Es wird angenommen, dass Kalzium aus der Nahrung vor Krebs schützt, da es das Zellwachstum und die Zellerneuerung unmittelbar beeinflusst. Außerdem kann es Gallensäuren und Fette im Darm binden. Somit wird eine Schädigung der Darmschleimhaut verhindert. Darüber hinaus enthält Milch bioaktive Substanzen, die ebenfalls zum Schutz beitragen könnten. Andererseits kann eine hohe Kalziumaufnahme jedoch die Zellvermehrung in der Prostata steigern.

Es herrschen Unklarheiten

Die Belege bezüglich Krebs und Molkereiprodukten deuten in unterschiedliche Richtungen. Milch schützt möglicherweise vor dem kolorektalen Karzinom und es gibt einen eingeschränkten Hinweis darauf, dass Milch vor Harnblasenkrebs schützt. Es besteht vermutlich aber auch ein Zusammenhang zwischen kalziumreicher Ernährung und dem Risiko, Prostatakrebs zu entwickeln. Die Datenlage zum hohen Verzehr von Milch und Milchprodukten ist jedoch nicht ausreichend, um eine solche Beziehung endgültig herzustellen.

Genießen Sie Joghurt, Sauerkraut und Co.

Essen Sie mehr milchsauer vergorene Lebensmittel – insbesondere Joghurt, Dickmilch, Kefir und Quark sowie probiotische Milchprodukte. Damit versorgen Sie den Körper nicht zuletzt mit hochwertigem Milcheiweiß und dem lebensnotwendigen Knochenbaustein Kalzium.

Immer wieder wird in diesem Zusammenhang darauf hingewiesen, dass sich die gesundheitlichen Vorteile in erster Linie beim Verzehr unerhitzter milchsaurer Produkte ergeben. Bevorzugen Sie daher Joghurts oder probiotische Milchprodukte, die im Kühlregal angeboten werden und nicht wärmebehandelt sind.

Ergänzen Sie Ihren Speiseplan zusätzlich durch milchsauer vergorenes Gemüse – am besten roh aus dem Fass wie zum Beispiel eingelegte Oliven und Frischkost-Sauerkraut.

Achten Sie bei Milchprodukten, vor allem bei Käse, auf den Fettgehalt und bevorzugen Sie die fettärmeren Varianten.

auf einen blick

Genießen Sie Krebsschutz in fermentierten Lebensmitteln durch:

• Milchsäurebakterien – sie aktivieren das Immunsystem und stärken die Tumorabwehr

• Milcheiweiß – es ist äußerst hochwertig und vom Körper gut verwertbar

• Kalzium – es kann eine Schädigung der Darmschleimhaut verhindern, da es Gallensäuren und Fette binden kann

Freunde – Verstärkung
der Krebsschutzwirkung:
Genießen Sie möglichst täglich milchsäurevergorene (fermentierte) Lebensmittel wie z. B. Joghurts, Kefir oder Sauerkraut – am besten in unerhitzter Form bzw. roh.

Feinde – Schwächung
der Krebsschutzwirkung:
Verzichten Sie auf Milchprodukte mit einem hohen Fettgehalt.

Kalziumgehalt ausgewählter Milchprodukte

Lebensmittel	Kalziumgehalt (in 100 g)
Edamer Käse (40 % i. Tr.)	793 mg
Joghurt (3,5 % i. Tr.)	120 mg
Quark (20 % i. Tr.)	85 mg

Quelle: Nährwerttabellen des Fachhandels

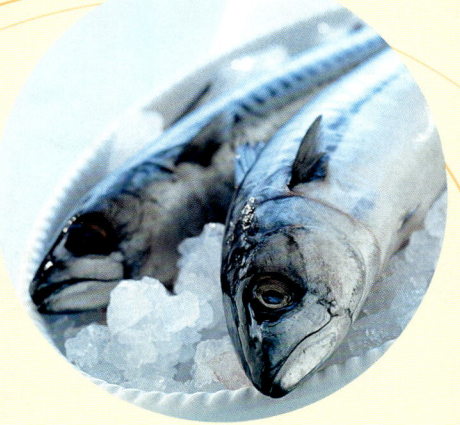

Fisch –
Gesundes aus dem
Meer

Frischer oder tiefgefrorener Meeresfisch ist aus gutem Grund eine kluge Empfehlung für jeden ge-
sundheitsbewussten Genießer. Fischeiweiß ist biologisch sehr hochwertig und zudem leicht verdau-
lich. Meeresfische sind unsere besten Jodlieferanten und versorgen uns obendrein mit weiteren le-
bensnotwendigen Spurenelementen wie Selen und Zink. Schließlich ist das Fischfett im Vergleich
zum Fettanteil anderer tierischer Proteinquellen wie Fleisch, Wurst, Eier und Käse ausgesprochen
gesundheitsfördernd.

Was macht Omega-3-Fett-
säuren so gesund?

Die Schlagzeile »Omega 3 für Herz und
Gehirn« bringt es auf den Punkt: Omega-3-
Fettsäuren sind während Schwangerschaft
und Stillzeit unverzichtbar für die früh-
kindliche Entwicklung der Gehirn- und
Sehleistung. Im weiteren Lebenslauf sind
die Omega-3-Fettsäuren aus Meeresfisch
mit den Fachnamen Eicosapentaensäure
(EPA) und Docosahexaensäure (DHA) eine
wichtige Vorstufe körpereigener hormon-
artiger Reglerstoffe und Bausteine der Ge-

hirnzellmembran. Sie nehmen Einfluss auf
die Fließfähigkeit des Blutes, wirken entzündlichen Vorgängen im Körper entgegen
und haben einen günstigen Einfluss auf den
Blutdruck und den Herzrhythmus.

Je fetter der Fisch, desto besser
Magere Fische liefern zwar hochwertiges
Fischeiweiß und die genannten Spurenelemente, haben jedoch in Bezug auf die herz-
gesunden Omega-3-Fettsäuren deutlich weniger zu bieten. Genießen Sie also nach
Herzenslust auch die fettreicheren Meeresfische wie Hering, Makrele, Lachs, Sardine

und Thunfisch. Eine Mahlzeit pro Woche ist ein Muss – gerne auch öfter!

---

info *Auch wenn die Rede von »fettreichem« Fisch ist – der Fettgehalt der meisten dieser Fische ist relativ gering. Es überwiegen hier vor allem die gesundheitsfördernden Eigenschaften durch wertvolle Omega-3-Fettsäuren.*

Fett sparen – bei der Zubereitung

Fett sparen können Sie an anderer Stelle: Verzichten Sie auf Panaden und fettreiche Saucen und bevorzugen Sie schonende Zubereitungsarten. Dünsten, grillen und braten Sie Fisch lieber in beschichteten Pfannen oder legen Sie die gesunden Meerestiere in saure Marinaden ein. Auch geräuchert oder in Dosen konserviert sind Hering, Makrele und Co. gute Omega-3-Quellen.

Krebs und chronische Entzündungen

Chronische Entzündungen begünstigen die Entwicklung von Krebs. Diesen allgemein akzeptierten Zusammenhang konnten amerikanische Krebsforscher jetzt erstmals experimentell beweisen. Danach verursachen die bei Entzündungsreaktionen von Immunzellen freigesetzten aggressiven Verbindungen DNA-Schäden, die zu Mutationen führen können – das Krebsrisiko steigt. Patienten mit chronisch entzündlichen

Krankheiten sind daher besonders auf effektive DNA-Reparaturenzyme angewiesen, um eine Krebsbildung zu verhindern, so die Forscher im »Journal of Clinical Investigation« (2008).

Entzündungsreaktionen

Bei einer dauerhaft gesteigerten Entzündungsreaktion werden im Überschuss Botenstoffe, sogenannte Entzündungsmediatoren wie Cytokine (vgl. Seite 42) und Eicosanoide freigesetzt. Diese stoßen eine Kaskade von weiteren zellschädigenden Entzündungsreaktionen an.

Die nur im tierischen Fett vorkommende und im Körper gebildete Omega-6-Fettsäure Arachidonsäure ist Ausgangssubstanz für entzündungsfördernde Botenstoffe. Ihre natürlichen Gegenspieler sind Omega-3-Fettsäuren (EPA, DHA) aus Kaltwasserfisch und in einer Vorstufe Alpha-Linolensäure aus Raps-, Walnuss- und Leinöl. Die Nahrungsaufnahme von Omega-3-Fettsäuren zum Beispiel durch Meeresfisch bewirkt, dass im Körper weniger entzündungsfördernde Botenstoffe gebildet werden. Ist eine höhere Zufuhr notwendig, kann dies auch durch Nahrungsergänzungsmittel geschehen.

Weitere antientzündliche Nahrungsfaktoren sind polyphenol- bzw. flavonoidreiche Früchte und Gemüse sowie Tee – sowohl grüner als auch schwarzer.

Auf das richtige Fett setzen

Je größer die Menge mehrfach ungesättigter Fettsäuren am Gesamtfettgehalt ist, umso größer wird gleichzeitig die Gefahr unerwünschter Sauerstoffreaktionen. Darauf beruht die immer wieder berichtete potenzielle Krebsgefahr durch mehrfach ungesättigte Fettsäuren. Es ist also besonders wichtig, dass Pflanzenöle mit einem hohen Gehalt an mehrfach ungesättigten Fettsäuren auch einen genügend hohen Anteil des antioxidativen Vitamins E aufweisen. Pflanzenöle mit einem hohen Gehalt an einfach ungesättigten Fettsäuren wie Oliven- oder Rapsöl sind jedoch von vornherein gegenüber negativen Sauerstoffreaktionen stabiler. Da ihre gesundheitsfördernden Eigenschaften wissenschaftlich überzeugend bestätigt wurden, sollte ihnen ohnehin der Vorzug gegeben werden.

Feinabgestimmter Krebsschutz

Eine höhere Aufnahme von einfach ungesättigten gegenüber gesättigten Fettsäuren und eine Anhebung des Anteils von Omega-3-Fettsäuren gegenüber der heutzutage überwiegenden Omega-6-Fettsäuren-Aufnahme scheint ebenfalls das Risiko von Darm-, Brust- und Prostatakrebs senken zu können.

Diese Krebsschutzwirkung kann möglicherweise damit erklärt werden, dass die Omega-3-Fettsäuren die Arachidonsäurewirkung abschwächen. Aus Arachidonsäure (eine Omega-6-Fettsäure) können hormonähnliche Wirkstoffe entstehen, die das Tumorwachstum fördern. Die Fischfettsäuren sind also gewissermaßen Gegenspieler dieser kritischen Fettsäure, die bei Entzündungen, Schmerzen und Krebsentstehung mitwirkt.

Die Biochemie des Fettsäure-Stoffwechsels ist sehr kompliziert und die Feinabstimmung der Fettsäuren untereinander daher sehr wichtig.

auf einen blick

Genießen Sie Krebsschutz in Fisch durch:

• *Omega-3-Fettsäuren – sie haben einen günstigen Einfluss auf das Blut und die Herztätigkeit und wirken entzündungshemmend*

• *Jod, Selen, Zink – sie sind lebenswichtige Spurenelemente und unterstützen den Stoffwechsel*

Freunde – Verstärkung der Krebsschutzwirkung:

Genießen Sie optimalen Krebsschutz durch den Genuss von Kaltwasserfisch in Kombination mit flavonoidreichen Gemüsen und Salaten sowie mit einem Dressing aus Walnussöl.

Feinde – Schwächung der Krebsschutzwirkung:

Verzehren Sie nicht zu oft panierten und in Fett gebratenen/frittierten Fisch mit reichlich Remouladensauce.

13

Wasser, Tee und Säfte –

gesundheitsbewusst

trinken

Trinken ist wichtiger als essen – ein Grundsatz, der es in sich hat. Der menschliche Körper kann nur wenige Tage ohne Flüssigkeit überleben, auf feste Nahrung dagegen kann der Organismus einige Wochen verzichten.

Der Mensch muss mengenmäßig meistens mehr trinken als essen. Eine regelmäßige Flüssigkeitszufuhr ist somit ein Muss – denn nur so bleibt der Geist wach und der Körper fit und leistungsfähig. Dabei kommt es selbstverständlich auch darauf an, zu welchen Getränken wir am häufigsten greifen. Denn nicht alles, was flüssig ist, löscht den Durst und ist gesund.

Perfekt den Durst löschen

An Trinkflüssigkeit benötigen wir ohne besondere schweißtreibende Temperaturen und Anstrengungen etwa 1,5 Liter pro Tag. Die besten Durstlöscher sind (Mineral-)Wasser, gut verdünnte Fruchtsäfte und Kräutertees.

Ein ganz besonders gesundheitsförderndes Image hat grüner Tee aufgrund seiner antioxidativen sekundären Pflanzenstoffe, den Polyphenolen. Diese sind auch in allen roten Fruchtsäften aus Trauben, Kirschen und Beeren enthalten.

Wer möchte, kann diese Wirkung auch durch ein Glas Rotwein erreichen. Doch aufgepasst: Vermehrter Alkoholgenuss erhöht wahrscheinlich das Risiko für Brust- und Darmkrebs.

Fruchtsäfte – flüssiges Obst

Von den fünf Portionen Obst und Gemüse, die man täglich essen sollte, kann eine Portion durch ein großes Glas Frucht- oder Gemüsesaft ersetzt werden. Auch die modernen Smoothies sind ein guter Beitrag, wenn sie überwiegend aus pürierten Früchten hergestellt werden. Frisch gepresste oder schonend haltbar gemachte (pasteurisierte) Direktsäfte zählen zu den Spitzenquali-

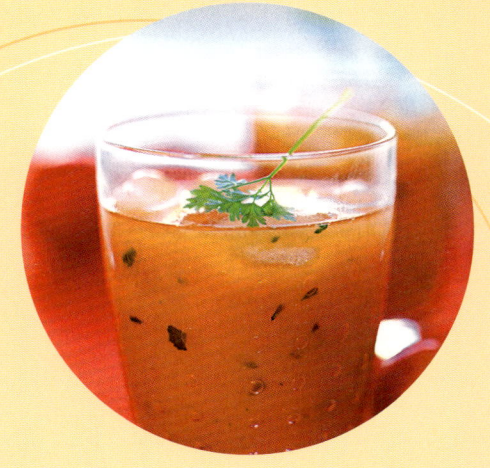

täten. Ein Großteil des »flüssigen Obstes« wird aus Fruchtsaftkonzentrat hergestellt, das nach Rückverdünnung mit Wasser ebenfalls als Fruchtsaft in den Handel kommt.

Schorle immer noch im Trend

Fruchtsäfte löschen den Durst besser als unverdünnte Getränke, wenn sie mit Wasser oder Mineralwasser verdünnt werden. Grund dafür ist, dass durch das Wasser die Zuckerkonzentration herabgesetzt wird, beispielsweise bei Apfelsaftschorle.
Der Nährwert einer Schorle ergibt sich aus der Obstsorte und der Menge des verwendeten Saftes. Wertvolle Inhaltsstoffe sind zum Beispiel Kalium, Vitamin C und sekundäre Pflanzenstoffe wie Carotinoide und Flavonoide. Auch bei sportlicher Betätigung ist das Getränk ideal, um rasch Wasserverluste zu ersetzen und Energie- und Mineralstoffreserven wieder aufzufüllen.

Grüner Tee – Gesundheitsgeheimnis der Asiaten?

Die Asiaten trinken ihn täglich und in großen Mengen. Auch für Europäer und Amerikaner ist grüner Tee zu einem beliebten Wellnessgetränk geworden, dem man ein wichtiges Gesundheitsschutzpotenzial zuschreibt.
Grüner Tee ist nicht fermentiert. Dadurch behält er nicht nur seine ursprüngliche grüne Farbe und den Geschmack der frischen Blätter, auch die Polyphenole, das Gesundheitsplus der Teeblätter, bleiben in ihrer Wirkkraft voll erhalten.

Radikalfänger im grünen Tee

Die speziellen Radikalfänger im grünen Tee bezeichnet man als Catechine (Epigallocatechin-Gallat = EGCG und Epicatechin-Gallat), die zur Gruppe der Polyphenole gehören. In Laborexperimenten erwies sich der antioxidative Effekt der Catechine im grünen Tee als zwanzigmal stärker als der von Vitamin E.
Daneben wurden auch günstige Einflüsse auf die Gesundheit von Herz und Blutgefäßen untersucht.

info *Die phenolischen Schutzstoffe des Grüntees liegen in vergleichbarer Form auch in Kakao und Schokolade vor. Zurzeit werden allerdings ihre Herzschutzwirkung und ihr günstiger Einfluss auf die Funktion der Blutgefäße bevorzugt erforscht. Ein Krebsschutzpotenzial von maßvollem Genuss entsprechender Schokoladensorten mit hohem Flavanolgehalt dürfte ebenso zu erwarten sein.*

Vielseitig gesundheitsfördernd

Grüner Tee hat aber noch weit mehr Schutzfunktionen. In Tierversuchen konnte, innerlich und äußerlich angewendet, außerdem der möglicherweise vor Krebs schützende Effekt des grünen Tees bestätigt werden. Im Laborversuch hemmt EGCG das Wachstum von Krebszellen und aktiviert sogar ihr Selbstzerstörungsprogramm. EGCG soll das Enzym Urokinase blockieren, das die Krebszellen benutzen, um in andere Zellen einzudringen.

Die Inhaltsstoffe des grünen Tees sollen auch die Blutcholesterin- und Blutdruckwerte günstig beeinflussen.

Grüner Tee in der Forschung

Aus vielen Untersuchungen geht hervor, dass Teetrinker einen generell gesünderen Lebensstil haben. Dass das Teetrinken selbst gut fürs Herz ist, gilt ebenfalls als wissenschaftlich erwiesen.

Japanischen und chinesischen Forschern war bereits vor Jahren aufgefallen, dass in Gegenden, in denen viel grüner Tee getrunken wird, Hautkrebs und Magentumoren seltener diagnostiziert werden als in Regionen mit niedrigem Grünteekonsum.

In Tierversuchen konnte, bei innerlicher und äußerlicher Anwendung des grünen Tees, der vor Krebs schützende Effekt bestätigt werden. Die Tee-Polyphenole können beispielsweise freie Radikale auf der Haut so stark eindämmen, dass dadurch, so die Vermutungen der Forscher, auch Sonnenschäden verhindert werden.

Grüner Tee soll Entzündungen hemmen und Lichtschäden vorbeugen. Aus diesem Grund ist grüner Tee längst auch in vielen Kosmetika zu finden.

Bloß nicht zu heiß

Für die segensreichen Wirkungen des grünen Tees liegen beim Menschen zwar zahlreiche Beobachtungen vor, es sind aber weitere kontrollierte Studien notwendig, um das Schutzpotenzial in Bezug auf Krebs und Herz-Kreislauf-Erkrankungen eindeutig belegen zu können. Zudem wurden auch negative Beobachtungen gemacht.

Gegen zu heißen Tee, der gewöhnlich in manchen Volksgruppen Chinas, Kasachstans oder im Iran getrunken wird (55 bis 65 Grad) sind selbst die Polyphenole machtlos. »Solche heißen Getränke erhöhen das Risiko für Speiseröhrenkrebs«, warnt Joseph McLenghlin vom epidemiologischen Institut in Rocksville, USA.

---

info   *Seien Sie kreativ und sorgen Sie für Abwechslung. Mischen Sie sich Ihre Schorle auch einmal mit zwei verschiedenen Säften. Mehr als die Hälfte des Getränks sollte dabei immer aus Wasser bestehen, sonst tun wir unserer Figur auf Dauer keinen Gefallen!*

Grüner oder schwarzer Tee?

Grüner und schwarzer Tee stammen von genau denselben Teepflanzen (Camellia sinensis). Ihre Blätter werden nur nach der Ernte unterschiedlich verarbeitet. Bei der Herstellung von schwarzem Tee verfärben sich die ursprünglich grünen Blätter in einem aufwendigen Verarbeitungsverfahren durch Fermentation schwarz. Während die Teeblätter an der Luft oxidieren, färben sich die Blätter braun und die Inhaltsstoffe werden biochemisch umgewandelt. Dabei verändert sich unter anderem der Gehalt an wertvollen Polyphenolen.

Bei der Herstellung des grünen Tees wird der Oxidationsprozess dadurch verhindert, dass die frischen Teeblätter kurz erhitzt werden. Der unfermentierte grüne Tee behält dadurch seinen hohen Anteil an Catechinen und entspricht in seinen Inhaltsstoffen fast frischen Teeblättern: nämlich Beta-Carotin, Vitamin C, Kalium und das für die Zahngesundheit so wichtige Spurenelement Fluorid.

Lieblingsgetränk Tee

Tee ist eines der weltweit beliebtesten Getränke. Neben Wasser wird am häufigsten Tee getrunken, und zwar zu 80 Prozent in Form von schwarzem Tee. Profitieren nun Schwarztee-Trinker auch von den gesundheitsfördernden Eigenschaften der nicht fermentierten grünen Variante?

Das Augenmerk gilt den antioxidativen Polyphenolen: Catechine, von denen im grünen Tee durchschnittlich ein höherer Gehalt vorliegt, und Theaflavine, die nur im schwarzen Tee vorkommen und für seine Farbe verantwortlich sind. Beide Stoffe entfalten antioxidative Schutzwirkungen. Sowohl schwarzer als auch grüner Tee trägt also zur Gesunderhaltung bei. Zu den bekanntesten Schwarztees gehören die sehr aromatischen Sorten Darjeeling, Assam, Ceylon oder Java. Bei den grünen Teesorten überwiegen die Sorten Bancha oder Matcha (in Form von Pulvertee) sowie der am häufigsten getrunkene Sencha-Tee. Daneben gibt es eine Reihe von aromatisierten Teevarianten für schwarzen und grünen Tee.

auf einen blick

Genießen Sie Krebsschutz in Wasser, Tee und Säften durch:

• Polyphenole (Tee) – sie sind stark antioxidativ und wirken antikanzerogen

• Carotinoide (Fruchtsaft) – sie sorgen für bunte Farben und sind optimale Radikalfänger

• jeweilige Inhaltsstoffe der Obst- oder Gemüsesorten, die für den Saft verwendet wurden

Freunde – Verstärkung der Krebsschutzwirkung:

Trinken Sie täglich zwei bis drei Tassen grünen Tee (am besten aus biologischem Anbau) und nehmen Sie eine Portion Gemüse als Saft (bevorzugt Tomatensaft) zu sich. Verdünnen Sie Fruchtsäfte stets mit (Mineral-)Wasser, um die Energiedichte zu senken.

Feinde – Schwächung der Krebsschutzwirkung:

Trinken Sie auf keinen Fall zu heißen Tee. Meiden Sie so gut es geht stark gezuckerte Erfrischungsgetränke und zuckerhaltige, kalorienreiche Fruchtnektare.

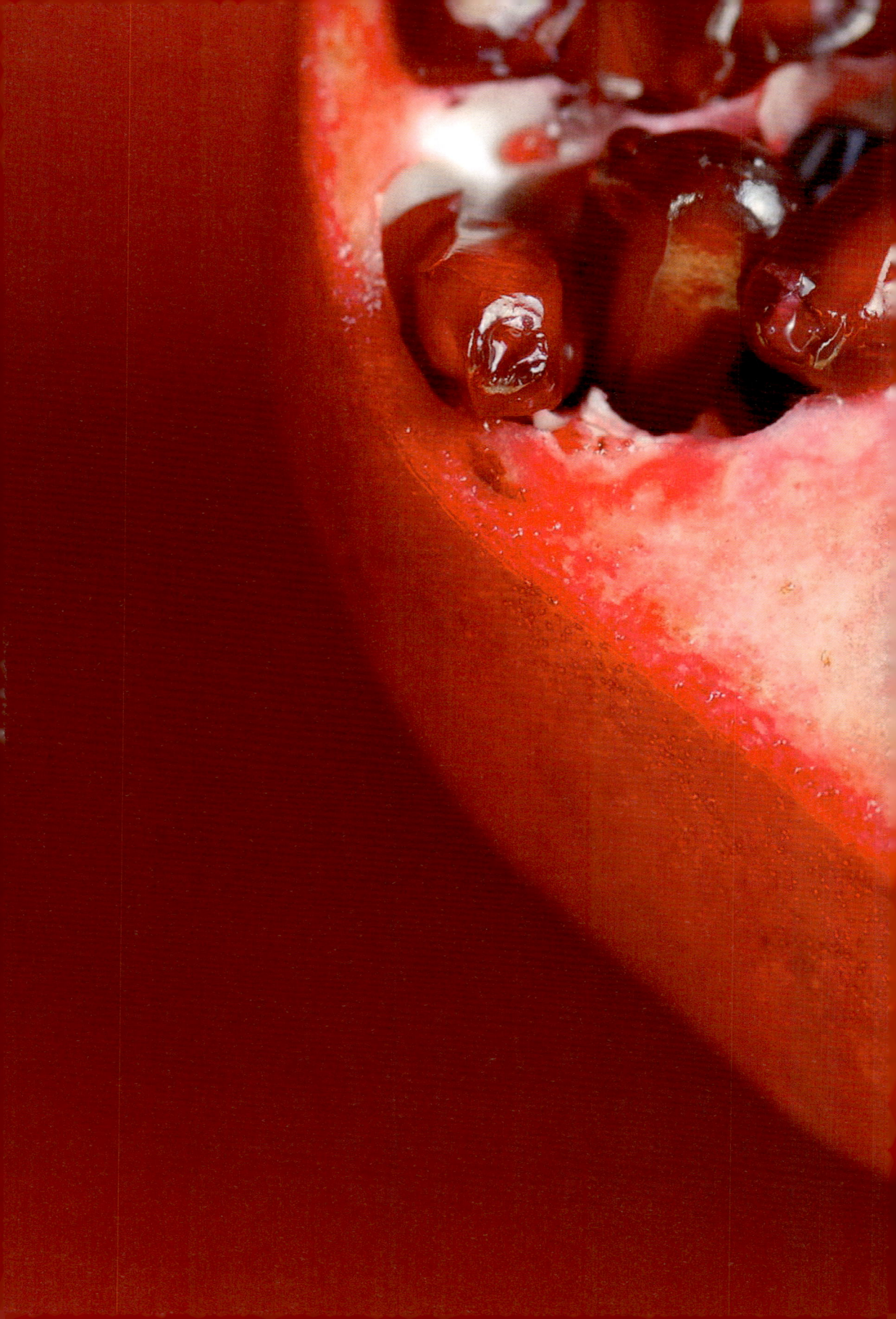

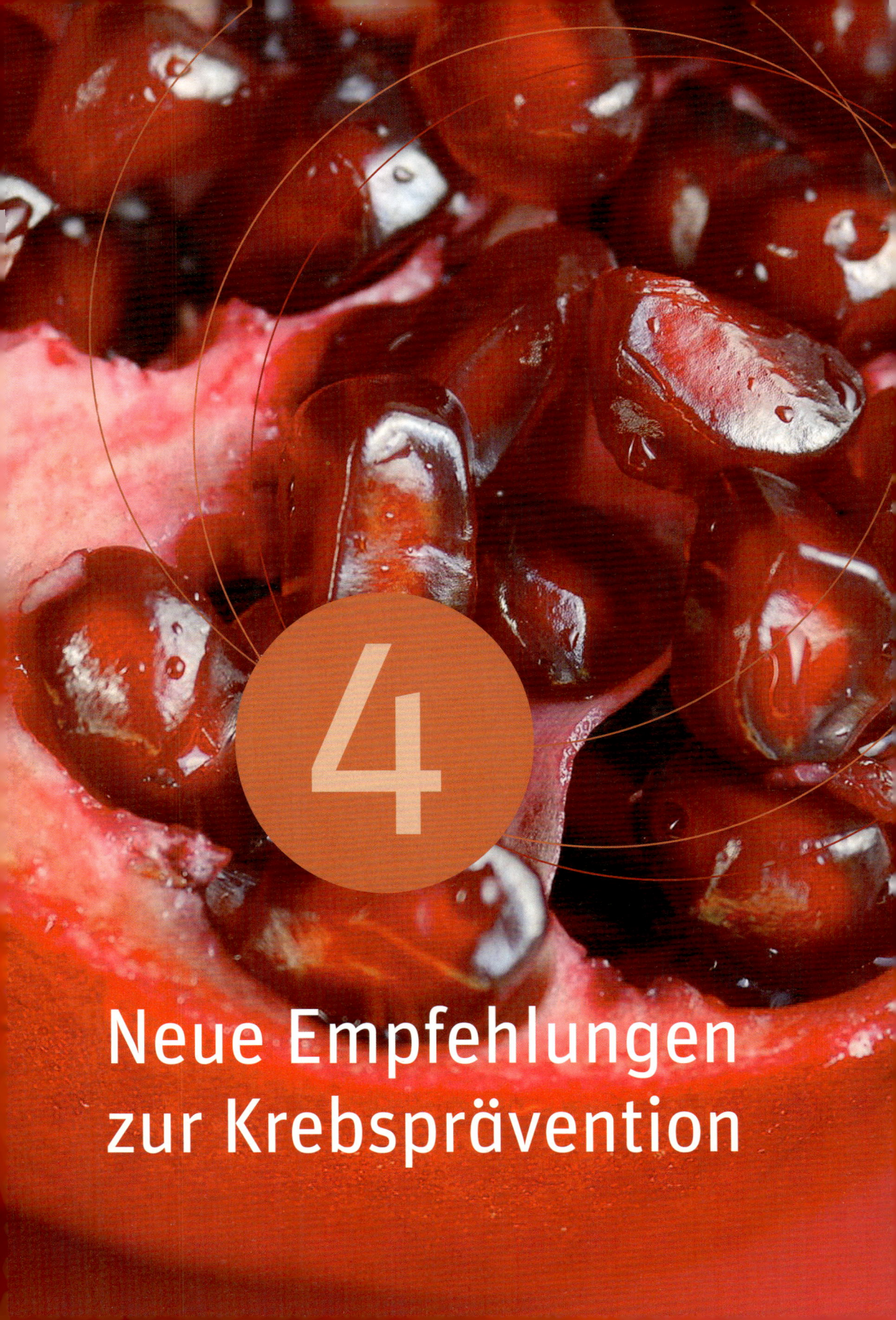

4

Neue Empfehlungen
zur Krebsprävention

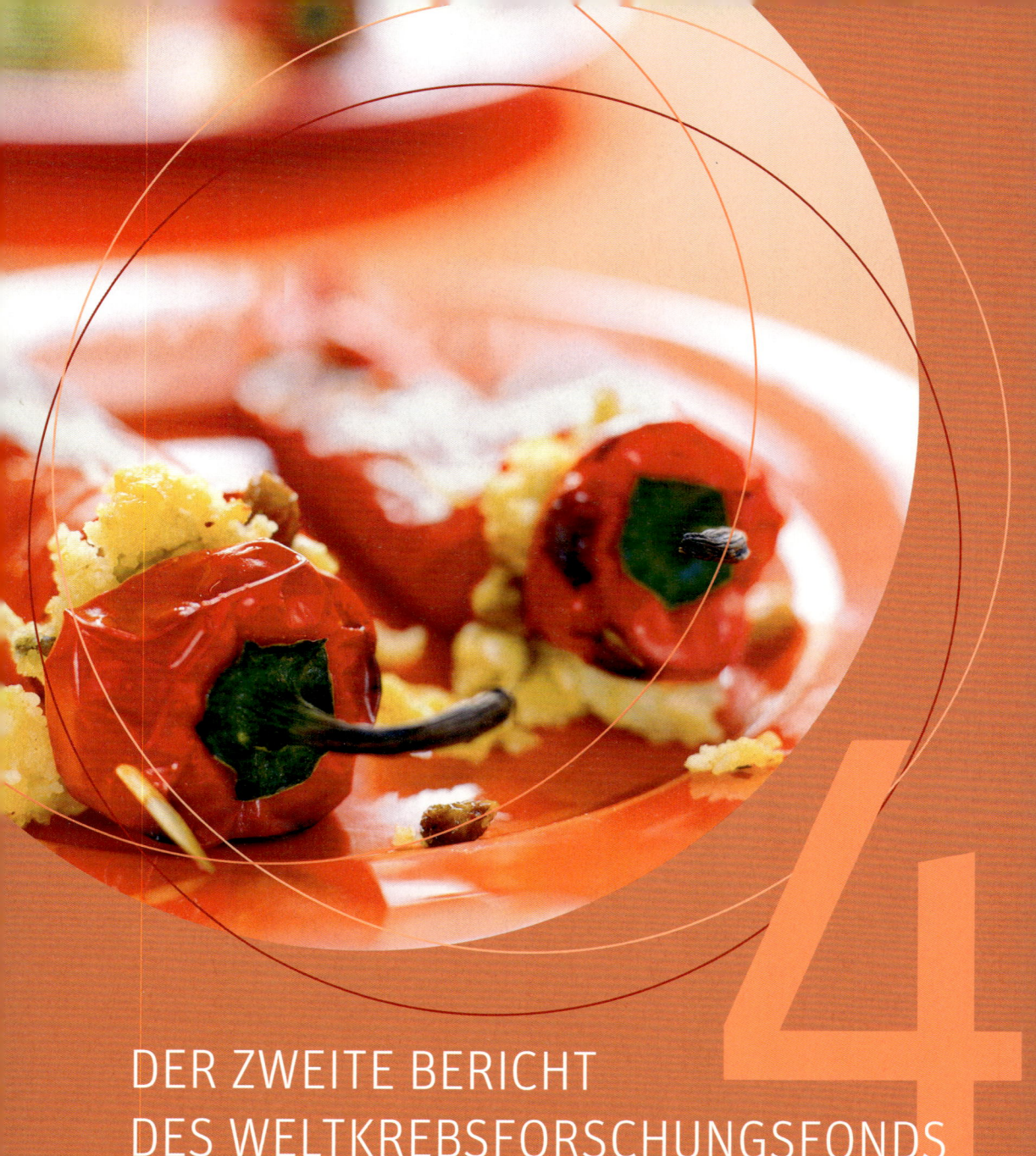

DER ZWEITE BERICHT
DES WELTKREBSFORSCHUNGSFONDS

4

IM REPORT DES Weltkrebsforschungsfonds sind die maßgeblichsten

wissenschaftlichen Erkenntnisse aller krebsvorbeugenden Maßnah-

men zu finden. Die daraus resultierenden Empfehlungen klären über

eine Lebensweise auf, die das Krebsrisiko senkt.

Forschung und Aufklärung zur Krebsprävention

Seit seiner Gründung im Jahr 1982 widmet sich das globale Netzwerk des Weltkrebsforschungsfonds, kurz WCRF (World Cancer Research Fund) der Forschung und Aufklärung zum Thema Krebsprävention. Oberstes Ziel ist die Formulierung von Empfehlungen, die dem derzeit zuverlässigsten Stand der Wissenschaft entsprechen. Daraus sollen allgemein verständliche Botschaften abgeleitet und praktikable Wege für ihre Umsetzung aufgezeigt werden.

Der WCRF-Report

Der WCRF-Report ist das Ergebnis eines fünfjährigen Arbeitsprojekts durch einen Ausschuss weltweit führender Wissenschaftler und bezieht sich auf die globale Ernährungssituation. Die im nachfolgenden Text ausführlich erläuterten Empfehlungen basieren auf Beurteilungen der Experten anhand einer Auswertung und Analyse von rund 7000 Krebsstudien.

Die zum Teil schon im ersten Bericht von 1997 veröffentlichten Empfehlungen zur Krebsprävention haben sich nicht wesentlich geändert, allerdings wurden einige Gesichtspunkte noch deutlicher herausgearbeitet, insbesondere was das Körpergewicht und die Körperfettmasse sowie die Rolle der körperlichen Aktivität bei der Krebsvorbeugung betrifft. Der hohe Stellenwert von ballaststoffreichen Vollkornprodukten, Hülsenfrüchten sowie mindestens fünf Portionen Gemüse und Obst bleibt nach wie vor bestehen. Es wird empfohlen, überwiegend pflanzliche Lebensmittel zu essen. Das betrifft einmal die bereits ausführlich beschriebenen bioaktiven Schutzstoffe und zum anderen die niedrigere Energiedichte möglichst gering verarbeiteter pflanzlicher Kost zur Vorbeugung von Übergewicht.

Auf dem neuesten Stand

Seit dem ersten Bericht des WCRF im Jahr 1997 wurde Ende 2007 ein zweiter umfassender Report veröffentlicht, der sich mit den vorhandenen Studien über das relative Risiko unterschiedlicher Krebsarten in Abhängigkeit von der Lebensführung befasst. Durch das Zusammenführen von hochqualifizierter Forschung und internationaler Fachkompetenz ist dieser Bericht, der gemeinsam vom World Cancer Research Fund sowie vom Amerikanischen Institut für Krebsforschung verfasst wurde, auf dem neuesten Wissensstand hinsichtlich der Zusammenhänge von Ernährung, körperlicher Aktivität und Krebserkrankungen.

Beweisführung auf unterschiedlichen Ebenen

Unsere Nahrung ist keineswegs vorwiegend eine Ursache für Krebs, sondern in weitaus größerem Maße ein Schutzfaktor gegen Tumorerkrankungen. Um aber verlässliche Empfehlungen zur Krebsprävention durch Ernährung geben zu können, müssen einige Kriterien erfüllt werden. Die vor Krebs schützende Wirkung bestimmter Nahrungsbestandteile kann auf unterschiedliche Weise unter Beweis gestellt werden und erfolgt in der Regel in verschiedenen Stufen.

Physiologische und biochemische Studien

Zunächst einmal sollte die angenommene Schutzwirkung physiologisch/biochemisch plausibel sein.

So hat zum Beispiel das fettlösliche Vitamin E die Aufgabe, die hochempfindlichen, mehrfach ungesättigten Fettsäuren in den Zellmembranen vor freien Radikalen zu schützen. Daraus wird die Aussage, Vitamin E sei ein Zellschutzvitamin, abgeleitet.

Eine Bestätigung kann in sogenannten In-vitro-Untersuchungen (das heißt außerhalb eines lebenden Organismus, also im Reagenzglas etc.) erfolgen. Wenn sich die antioxidative Schutzwirkung im Labor nachweisen lässt, kann sie möglicherweise als Nächstes am Tiermodell bestätigt werden.

---

info *Ein typisches Beispiel für eine epidemiologische Studie sind die Untersuchungen über den Zusammenhang zwischen den typischen traditionellen Ernährungsgewohnheiten in den Mittelmeerländern und dem dort festgestellten geringen Risiko für Herz-Kreislauf-ebenso wie für Krebserkrankungen.*

Epidemiologische Studien

Hinzu kommen – gerade im Ernährungsbereich – epidemiologische Studien, auch Beobachtungsstudien genannt. Bei diesen werden an größeren Bevölkerungsgruppen über längere Zeiträume untersucht, wie sie sich ernährt haben und welche Krankheiten sich parallel dazu ausbilden. Dabei werden der Lebensmittelverzehr und die Nährstoffaufnahme dieser Menschen erfasst.

Im Vergleich zu anderen, nördlicheren Regionen sind die Unterschiede in der Höhe des Gemüse- und Obstverzehrs sowie in der Verwendung anderer Nahrungsfette bei der südlichen Bevölkerung besonders auffallend. Dadurch werden zum Beispiel mehr einfach ungesättigte Fettsäuren und Omega-3-Fettsäuren, aber weniger gesättigte Fettsäuren aufgenommen.

Klinische Studien

Die größte Beweiskraft für die Schutzwirkung von Nahrungsbestandteilen können klinische Interventionsstudien liefern.

Hier werden zum Beispiel einer Probandengruppe definierte Mengen eines bestimmten Nährstoffs bzw. sekundären Pflanzenstoffs oder eines Lebensmittels verabreicht. Eine entsprechende Kontrollgruppe erhält Placebos (Scheinpräparate). Dann wird über einen gewissen Zeitraum beobachtet, welche Studienteilnehmer eventuell an Leiden erkranken, denen man mit dem verabreichten Stoff oder Lebensmittel vorbeugen möchte. Analysiert man schließlich die Daten und Ergebnisse aus verschiedenen Studien zu einer bestimmten Fragestellung, um so zu einer Gesamtbewertung zu kommen, handelt es sich um eine Meta-Analyse.

Fazit

Verglichen mit den klinischen Interventionsstudien an Menschen gilt die Epidemiologie jedoch nur als eine Quelle von Hypothesen. Schließlich werden Laborexperimente mit Krebszellen oder Versuche an Mäusen erst dann zur Kenntnis genommen, wenn sie durch klinische Studien an Menschen bestätigt werden. Diese für die Erforschung von Medikamentenwirkungen erforderliche Vorgehensweise ist für die Überprüfung der Wirksamkeit von Lebensmitteln und komplexen Ernährungssystemen verständlicherweise schwieriger.

info *Bedenken Sie: Essen und Trinken wirken täglich mindestens dreimal und auf verschiedenen Stufen und Stadien der Entwicklung, des Fortschreitens und der Abwehr von Krankheiten. Die nachfolgenden Empfehlungen sind wissenschaftlich am überzeugendsten.*

Ergebnisse aus Studien

Aus wissenschaftlich fundierten und gut dokumentierten Studien lässt sich schließlich die Evidenz oder Eindeutigkeit bestimmter Maßnahmen für die Prävention von ernährungsmitbedingten Erkrankungen ableiten. In den aktuellen WCRF-Report fließen Ergebnisse aus unterschiedlichen Human-Studien, aus der Epidemiologie ebenso wie die biologische Plausibilität und Beweise von Stoffwechselmechanismen sowie unterstützende Daten über eine Dosis-Wirkungs-Beziehung ein.

Daraus resultieren dann überzeugende bis wahrscheinliche Zusammenhänge zwischen Krebsentstehung und Lebensweise bzw. Ernährungsfaktoren und den daraus abgeleiteten Empfehlungen.

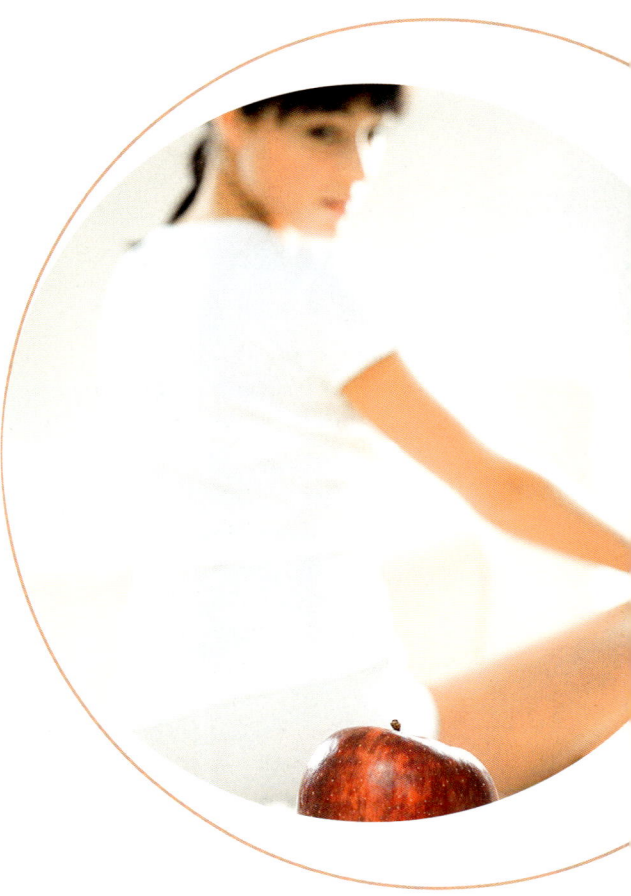

Der Mensch im Mittelpunkt von Studien: Die Krebsforschung befasst sich mit den Zusammenhängen von Ernährung, Bewegung und Krebserkrankungen verschiedener Personen

Auf den folgenden beiden Seiten finden Sie eine Übersicht über die Einflussfaktoren, die bei bestimmten Krebsarten das Risiko erhöhen bzw. verringern können. Zu diesen Einflüssen zählen sowohl Lebensmittel (herkömmlich und angereichert) als auch ausgewählte Nahrungsergänzungsmittel sowie der persönliche Ernährungsstatus (Körpergewicht und Körperfett) und nicht zuletzt das Bewegungsverhalten. Im Anschluss daran werden die Empfehlungen des WCRF ausführlicher erläutert.

Einflussfaktoren bei bestimmten Krebsarten

Einflussfaktoren	Mund/Rachen/Kehlkopf	Speiseröhre	Lunge	Magen	Pankreas
Lebensmittel					
Gemüse	verringertes Risiko	verringertes Risiko		verringertes Risiko	
Lauch				verringertes Risiko	
Knoblauch					
Früchte	verringertes Risiko	verringertes Risiko		verringertes Risiko	
Fleisch und verarbeitetes Fleisch					
Salz und salzige Lebensmittel				erhöhtes Risiko	
Milch					
Lebensmittel mit Ballaststoffen					
Lebensmittel mit hohem Kalziumgehalt					
Lebensmittel mit Folat					verringertes Risiko
Lebensmittel mit Vitamin C		verringertes Risiko			
Lebensmittel mit Carotinoiden	verringertes Risiko		verringertes Risiko		
Lebensmittel mit Lykopin					
Lebensmittel mit Selen					
Nahrungsergänzungsmittel					
Kalzium					
Selen					
Getränke					
Alkoholische Getränke	erhöhtes Risiko	erhöhtes Risiko			
Sonstiges					
Körperfett		erhöhtes Risiko			erhöhtes Risiko
Bauchfett					erhöhtes Risiko
Stillen					
Körperliche Bewegung					
Gewichtszunahme als Erwachsener					

Legende

- ■ überzeugend verringertes Risiko
- ■ wahrscheinlich verringertes Risiko
- □ wahrscheinlich erhöhtes Risiko
- ■ überzeugend erhöhtes Risiko

Gallenblase	Leber	Kolorektum	Brust	Gebärmutter	Prostata	Nieren

Quelle: nach World Cancer Research Fund, Report 2007

DIE 10 EMPFEHLUNGEN
des Weltkrebsforschungsfonds im Überblick

Nachfolgend erfahren Sie acht Empfehlungen zur Vorbeugung von Krebs und zwei spezielle Empfehlungen bezüglich des Stillens beziehungsweise für Menschen mit bestehender oder vorangegangener Krebserkrankung.

1   Bleiben Sie schlank.

2   Werden Sie körperlich aktiver.

3   Begrenzen Sie den Verzehr energiedichter Lebensmittel.

4   Essen Sie überwiegend pflanzliche Lebensmittel.

5   Schränken Sie den Verzehr von rotem Fleisch und verarbeitetem Fleisch ein.

6   Trinken Sie möglichst wenige alkoholische Getränke.

7   Vermeiden Sie den Verzehr von verschimmelten Lebensmitteln und starkes Salzen.

8   Decken Sie Ihren Nährstoffbedarf durch Lebensmittel und nicht durch Nahrungsergänzungsmittel.

9   Säuglinge sollten gestillt werden.

10   Für Krebsbetroffene gelten die Empfehlungen zur Krebsprävention.

Empfehlung 1: Körperfülle reduzieren

»Es wird empfohlen, so schlank wie möglich zu bleiben, und zwar innerhalb des normalen Körpergewichtsbereichs.«

Ein angemessenes Körpergewicht für Erwachsene sollte ab dem 21. Lebensjahr im BMI-Normalbereich von etwa 19 bis 25 liegen. Unter »BMI« versteht man den Body-Mass-Index, mit Hilfe dessen man weltweit das Gewicht des Menschen klassifiziert (siehe Kasten unten).
Eine Zunahme des Körpergewichts und vor allem auch des Bauchumfangs ist im Erwachsenenalter zu vermeiden.
Es gelten folgende Maße: für Frauen nicht mehr als 88 Zentimeter und für Männer nicht mehr als 100 Zentimeter Bauchumfang.
Als Begründung für diese Empfehlung gilt, dass ein lebenslang normales Körpergewicht eine der wichtigsten Maßnahmen zum Schutz vor Krebserkrankungen und außerdem einer Reihe weiterer, häufig auftretender chronischer Erkrankungen wie zum Beispiel Herz-Kreislauf-Erkrankungen und Diabetes mellitus, Typ 2, ist.

Übergewicht und Krebs

Für die Zusammenhänge von Übergewicht und Krebserkrankungen geben Wissenschaftler folgende mögliche Erklärungen:
Fettleibigkeit, vor allem im Bauchbereich, verursacht von den Normalwerten nach oben abweichende Konzentrationen von Hormonen und Wachstumsfaktoren, die das Wachstum von Krebszellen begünstigen können.
Beispielsweise steigert eine erhöhte Insulinproduktion das Risiko von Dickdarm- und Gebärmutterschleimhautkrebs sowie möglicherweise von Krebserkrankungen der Bauchspeicheldrüse und der Nieren. Ein überhöhter Leptinspiegel hingegen wird im Blut mit dem Kolorektalkarzinom sowie mit Prostatakrebs in Verbindung gebracht.
Fettleibigkeit zeichnet sich meist durch einen geringgradigen chronischen Entzündungszustand aus. Entzündung ist eine physiologische Antwort auf Infektionen oder Verletzungen, was in der akuten Phase hilfreich sein kann. Allerdings kann eine chronische Entzündung eine DNA-Schädigung und damit die Begünstigung der Krebsentstehung zur Folge haben.

Body-Mass-Index (BMI)

BMI = Körpergewicht (kg) / Quadrat der Körpergröße (m²)

BMI (kg/m²)	Bewertung
‹ 18,5	Untergewicht
18,5–25,0	Normbereich
› 25,0–30,0	Übergewicht
› 30,0–35,0	Adipositas Grad I
› 35,0–40,0	Adipositas Grad II
› 40,0	Adipositas Grad III

Schlussfolgerung

Der Nachweis höherer Fettleibigkeit als eine Ursache von Krebs ist nun stabiler als in den 1990er Jahren. Konkret gibt es aussagefähige Nachweise zu einem kausalen Zusammenhang zwischen Körperfülle und Speiseröhren-, Bauchspeicheldrüsen-, Dickdarm-, Gebärmutterschleimhaut-, Nieren- und Brustkrebs (postmenopausale Frauen) und wahrscheinlich auch zu Gallenblasenkrebs, sowohl direkt als auch indirekt, durch die Bildung von Gallensteinen.

Eine sinnvolle Schlankheitsstrategie

Ein erfolgreiches Gewichtsmanagement muss mehrere Ansätze integrieren und erfordert ein ganzheitliches Vorgehen. Zunächst geht es darum, die Energiedichte der Nahrung (vgl. dritte Empfehlung des WCRF) herabzusetzen und konkret mehr volumenreiche wie wasserreiche und ballaststoffreiche Lebensmittel zu verzehren.

info   *Essen Sie sich satt an Früchten, Salaten und Gemüse, grobkörnigen und kernigen Vollkornprodukten und Hülsenfrüchten. Gleichzeitig sollte man sich bei den konzentrierten Kalorienträgern wie fett-, zucker- und stärkereicher Nahrung zurückhalten sowie möglichst wenig Alkohol, dafür aber viel Wasser trinken.*

Durch diese veränderte Schwerpunktsetzung im Speiseplan wird die Ernährung automatisch reicher an Schutzstoffen wie Vitaminen und bioaktiven sekundären Pflanzenstoffen im natürlichen Verbund.

Richtig essen

Wie bei anderen erfolgreichen Ernährungsstrategien zur Vorbeugung von Übergewicht und damit verbundenen Gesundheitsrisiken gelingt es dadurch auch, den glykämischen Index, das heißt das Blutzuckerverhalten nach dem Essen, und damit die Sättigungswirkung, günstig zu beeinflussen. Ziel sind ein gemäßigter Anstieg des Blutzuckers und eine ebenfalls maßvolle Insulinantwort, so dass Blutzuckerspitzen vermieden werden und der Blutzuckerverlauf über möglichst lange Zeit auf einem konstanten Niveau verbleibt.

Im Vergleich zu den gut dokumentierten Zusammenhängen zwischen glykämischem Index und Herz-Kreislauf-Erkrankungen gibt es zwar weitaus weniger Beweise für eine mögliche Verbindung zwischen der Höhe des glykämischen Index und dem Auftreten von Krebs. Dennoch existieren sowohl auf der experimentellen Ebene belegte Wirkungen von Insulin und dem von ihm stimulierten IGFs (Insulin-like growth factors) als Wachstumsfaktor für Krebszellen als auch epidemiologische Studien, die auf ein erhöhtes Risiko für das Auftreten von Krebserkrankungen in Abhängigkeit von einem hohen glykämischen Index hinweisen.

Ausreichend bewegen

Symptomatisch für Übergewicht und Adipositas ist in der Regel das allgegenwärtige

Angebot energiedichter Nahrung verbunden mit körperlicher Inaktivität. Im Rahmen der Vorbeugung und Behandlung von Übergewicht spielt daher die lebenslange und regelmäßige körperliche Betätigung eine ebenso wichtige Rolle wie die erforderliche Ernährungsumstellung. Die zweite Empfehlung des WCRF bezieht sich deshalb auf die für die Gesunderhaltung des Menschen unverzichtbare körperliche Aktivierung, um der ungesunden und unnatürlichen »sitzenden« Lebensweise wirksam zu begegnen.

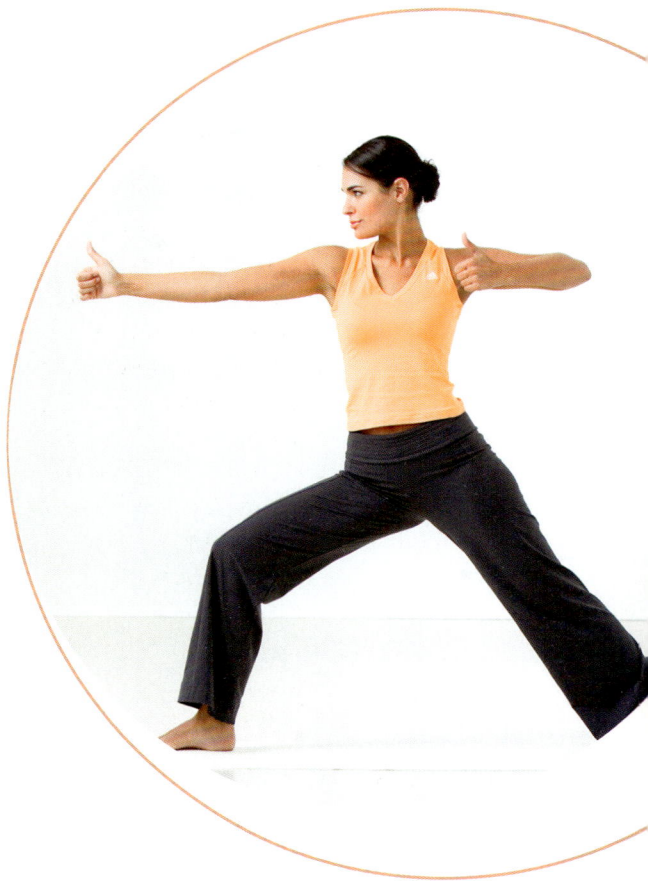

Empfehlung 2: Körperliche Aktivität steigern

»Körperliche Aktivität sollte ein Teil des täglichen Lebens sein.«

Werden Sie aktiv – und suchen Sie sich eine Sportart aus, die Ihnen Spaß macht und die Sie gerne und regelmäßig ausüben wollen

Als persönliche Empfehlung gilt täglich mindestens 30 Minuten moderate körperliche Aktivität – vergleichbar mit schnellem Gehen.

Für eine Verbesserung der Leistungsfähigkeit sollten 60 Minuten moderate oder 30 Minuten intensive körperliche Aktivität angestrebt werden. Gleichzeitig gilt es, die »Sitzzeiten« einzuschränken, zum Beispiel weniger fernzusehen.

Der PAL-Faktor

Der PAL-Faktor (Physical Activity Level, siehe S. 118) ist ein Maß für den Aktivitätsgrad einer Person. Multipliziert mit dem Grundumsatz ergibt sich der tägliche Gesamtenergiebedarf in Abhängigkeit vom Ausmaß der körperlichen Aktivität.

Der durchschnittliche Aktivitätsgrad sollte bei einem PAL-Faktor von 1,6 liegen. Der PAL-Faktor für »bewegungsarm« liegt unter 1,4.

Als Beispiel: Für eine Person mit einem Grundumsatz von 1560 Kilokalorien, zum Beispiel eine 65 Kilogramm schwere Frau, ergibt sich dann bei einem PAL-Faktor von 1,6 ein Gesamtenergiebedarf von 2496 Kilokalorien.

PAL-Faktoren bei unterschiedlichen Aktivitätsgraden sowie Berufs- und Freizeittätigkeiten von Erwachsenen

Tätigkeit	PAL	Beispiele
ausschließlich sitzende oder liegende Tätigkeit	1,2	alte, gebrechliche Menschen
sitzende Tätigkeit, wenig Aktivität	1,4–1,5	Büroangestellte, Feinmechaniker
sitzende Tätigkeit, zeitweilig gehende oder sitzende Tätigkeiten	1,6–1,7	Laboranten, Studierende, Kraftfahrer
überwiegend gehende oder stehende Arbeit	1,8–1,9	Hausfrauen, Verkäufer, Kellner
körperlich anstrengende berufliche Arbeit	2,0–2,4	Bauarbeiter, Landwirte, Leistungssportler

Quelle: D-A-CH Referenzwerte, 2000

Warum Bewegung nützt und wie sie schützt

Als Begründung für die nachgewiesenen Zusammenhänge von körperlicher Aktivität, Körpergewicht und Krebsrisiko wird angeführt, dass Bewegungsmangel zu Übergewicht und Fettleibigkeit führt. Dies wiederum erhöht das Risiko für einige Krebsarten.

Es gibt überzeugende Nachweise dafür, dass sich körperliche Betätigung protektiv gegen Dickdarmkrebs auswirkt und wahrscheinlich auch vor Brustkrebs bei Frauen nach der Menopause schützt. Dabei kann jede Form der körperlichen Aktivität eine Schutzwirkung haben.

Finden Sie körperliche Freizeitbeschäftigungen oder Sportarten heraus, die Ihnen persönlich liegen und Spaß machen. Das ist die wichtigste Voraussetzung, auch auf Dauer »am Ball« zu bleiben. Nutzen Sie auch die geselligen Kontakte durch sportliche Aktivitäten in der Gruppe oder im Verein.

Die Liste krebsvorbeugender Funktionen von körperlicher Aktivität muss noch um einen weiteren Aspekt erweitert werden.

info Überprüfen Sie Ihre tägliche Routine und finden Sie heraus, wo und wann Sie in Ihrem Tagesablauf mehr Alltagsaktivitäten unterbringen können. Fahren Sie zum Beispiel mit dem Fahrrad zur Arbeit oder zum Einkaufen, nehmen Sie öfter mal die Treppen anstatt des Lifts etc.

Auch Geist und Seele kommen in Schwung. Solche Zusammenhänge erforscht die Psychoneuroimmunologie. Machen auch Sie die angenehm entspannende Erfahrung, wenn man nach einem langen Arbeitstag den Körper noch einmal ein bisschen fordert – und sei es durch einen kleinen Spaziergang. So finden auch Ihr Geist und Ihre Seele zur Ruhe.

Bewegung ist positiv für die Hormone

Auf der Stoffwechselebene zeigt sich, dass sich vor allem der Körperfettanteil (vgl. erste Empfehlung des WCRF) auf das Krebsrisiko auswirkt. Im Fettgewebe kann unter anderem das weibliche Geschlechtshormon Östrogen entstehen. Dieses Hormon kann bekanntlich bei Tumoren der Brust und Gebärmutter das Wachstum der Krebszellen anregen. Wer sich dagegen mehr bewegt, setzt nicht nur weniger leicht Fett an, sondern hat auch weniger Fettgewebe, in dem Östrogen produziert werden kann.

Bewegen Sie sich sinnvoll

Hören Sie auf sich selbst, übernehmen Sie sich nicht und finden Sie den goldenen Mittelweg bei jeder körperlichen Anstrengung. Mehr Bewegung ist gut und beugt Übergewicht und Krebs sowie Herz-Kreislauf-Erkrankungen vor. Doch ein Zuviel (wie beim Hochleistungssport) beeinträchtigt unter Umständen das Immunsystem.

Auch ungünstige Umweltbedingungen können die vernünftigen Bemühungen zur Krebsvorbeugung zunichtemachen. Achten Sie deshalb darauf, dass Sie sich nicht Smog, Ozon oder praller Sonne aussetzen, wenn Sie aktiv werden.

Schützt körperliche Aktivität?

Wissenschaftlerinnen des Deutschen Krebsforschungszentrums in Heidelberg kamen aufgrund einer Untersuchung über den Zusammenhang von körperlicher Aktivität und Brustkrebsrisiko vor den Wechseljahren zu folgendem Ergebnis:

»Frauen mit moderater Gesamtaktivität hatten ein niedrigeres Brustkrebsrisiko als körperlich wenig aktive Frauen. Extreme körperliche Belastung senkte jedoch das Brustkrebsrisiko nicht.

Als mögliche Erklärung wird eine Stärkung des Immunsystems durch mäßige körperliche Aktivität diskutiert. Zu viel Anstrengung könnte dagegen eher zu einer Schwächung der Abwehrkräfte führen oder sich auch negativ auf den Hormonhaushalt auswirken.«

Regel*mäßig* bewegen

Daraus folgt: Körperliche Aktivität, die eher mäßig, dafür aber regelmäßig ausgeübt wird, hat den größten gesundheitlichen Nutzen. Das gilt auch für die Vorbeugung von Übergewicht und Herz-Kreislauf-Erkrankungen. Solche Aktivitäten können sein: Radfahren, Schwimmen, Joggen, Walking oder auch die erwähnten Alltagsaktivitäten.

Aber auch das Gleichgewicht zwischen Anspannung und Entspannung ist wichtig. Und wenn Sie durch Bewegung und zunehmende Fitness noch Ihr Wohlbefinden steigern und Spaß daran haben, ist das umso besser: »It needs pleasure to keep it up.« Es muss Spaß und Freude machen, damit ein neues Verhalten beibehalten wird. Das gilt für die Bewegung ebenso wie für unser tägliches Essen.

Empfehlung 3: Kalorienreiche Lebensmittel und Getränke vermeiden

»Der Verzehr energiedichter Lebensmittel sollte begrenzt werden. Zuckerhaltige Getränke sind zu vermeiden.«

All die Empfehlungen unter diesem Punkt zielen auf den Zusammenhang zwischen Energiedichte der Nahrung und Entstehung von Übergewicht hin. »Fast Food« sollte, wenn überhaupt, nur selten gegessen werden. Der Begriff »Fast Food« bezieht sich dabei auf schnell verfügbare, meist stark verarbeitete und energiedichte Lebensmittel, die häufig in großen Mengen verzehrt werden. Energiedichte Lebensmittel wie Nüsse, Samen und Pflanzenöle dürfen in moderaten Mengen als Bestandteile einer abwechslungsreichen Kost verzehrt werden.

Getränke richtig auswählen

Getränke haben aufgrund des Wasseranteils häufig zwar eine geringere Energiedichte als andere Lebensmittel. Zuckerhaltige Getränke sättigen aber weniger gut und fördern damit eine zu hohe Energieaufnahme und damit eine Gewichtszunahme.
Auch Fruchtsäfte mit ihrem natürlichen Gehalt an fruchteigenem Zucker sollten nur gut mit Wasser verdünnt getrunken werden. Das richtige Mischungsverhältnis für einen kalorienarmen Durstlöscher ist ein Teil Saft mit drei Teilen (Mineral-)Wasser gemischt. Gemüsesäfte brauchen hingegen nicht mit Wasser verdünnt zu werden.

Überlisten Sie den Heißhunger

Heißhunger gefährdet wie kein anderes Missempfinden das Durchhaltevermögen beim Schlankwerden und Schlankbleiben. Der gefürchteten Heißhungerfalle können Sie entgehen, wenn Sie sich bei der Kohlenhydratauswahl bewusst an die richtige Menge und Qualität (glykämischer Index) halten sowie grundsätzlich ballaststoffreich essen und stets genügend (Wasser) trinken.

Natürlich satt

Abnehmen kann bekanntlich nur, wer satt ist. Essen Sie deswegen nicht zu wenig, sondern lieber etwas mehr, denn ein großes Nahrungsvolumen (ballaststoff- und wasserreiche Lebensmittel) sättigt besser als konzentrierte Kalorien in Form von fett-, stärke- und zuckerreicher Nahrung.

---

info *Energiearm und sättigend sind vor allem naturbelassene Lebensmittel wie Gemüse, Salate, wasserreiche Früchte, Vollkornprodukte und Hülsenfrüchte.*

Gerade Übergewichtige bevorzugen oft energiedichte Nahrung zur Befriedigung ihres Hungers – Männer eher Fettreiches und Deftiges, Frauen eher Süßes wie figurschädliche Stärke-Fett-Zucker-Kombinationen in Form von Gebäck, Kuchen und Schokolade. Leider sättigen Lebensmittel am schlechtesten, die pro Gramm am meisten Kalorien, also die höchste Energiedichte aufweisen – Ausnahme: Nüsse.

Übergewicht und seine Folgen treten vor allem in Ländern auf, in denen die Bevölkerung statt natürlicher Sattmacher mit hohem Schutzstoffpotenzial sehr energiedichte Nahrung und Fast Food verzehrt. Die Menschen der industrialisierten Länder entfernen sich beim täglichen Essen zunehmend von der idealen Kaloriendosis auf das Volumen bezogen. Dies birgt eine große Gefahr für die Gewichtszunahme: Manche Fast-Food-Mahlzeit deckt aufgrund ihrer hohen Energiedichte bereits die Hälfte der täglich benötigten Kalorien.

Wie erkenne ich eine günstige Energiedichte?

Während der durchschnittliche Gehalt der Gesamtkost – allerdings ohne Getränke – 125 Kilokalorien pro 100 Gramm nicht überschreiten sollte, werden energiedichte Lebensmittel mit einem Energiegehalt von mehr als 225 Kilokalorien pro 100 Gramm des Lebensmittels definiert.

Salat statt Schokolade

Schokolade, Currywurst mit Pommes frites, Leberkäse mit Kartoffelpüree, Croissants – alle liegen deutlich bis zum Doppelten und Dreifachen über der noch akzeptablen Energiedichte der Durchschnittskost, während Tomatensuppe, Folienkartoffeln mit selbstgemachtem Kräuterquark, ein großer Salatteller mit Krabben und fettarmem Dressing sowie gedünsteter Fisch mit Gemüsereis eine gleichermaßen schlanke, gesunde und schmackhafte Wahl sind. Diese dritte Empfehlung steht in unmittelbarem Zusammenhang mit der Empfehlung 4.

Lebensmittel/Mahlzeiten und ihre Energiedichte

Lebensmittel/ Mahlzeit	Energiedichte (je 100 g)	Lebensmittel/ Mahlzeit	Energiedichte (je 100 g)
Brokkoli	28 kcal	Tiefkühlpizza	263 kcal
Apfel	54 kcal	Bratwurst	305 kcal
Grapefruit	38 kcal	Käsesahnetorte	209 kcal
Thunfisch in Öl	283 kcal	Vollmilchschokolade	537 kcal
Nudeln, gekocht	94 kcal	Erdnüsse, geröstet	585 kcal
Pommes frites (Fritteuse)	290 kcal	Diätmargarine	722 kcal
Brötchen	272 kcal	Butter	751 kcal

Quelle: Nährwerttabellen des Fachbuchhandels

Empfehlung 4: Mehr pflanzliche Lebensmittel

»Es wird empfohlen, überwiegend pflanzliche Lebensmittel zu verzehren.«

Eine umfassende Sichtung der verfügbaren Daten zeigt, dass die meisten Kostformen, die vor Krebserkrankungen schützen, überwiegend aus vegetarischer Nahrung bestehen. Auf den konkreten Lebensmittelverzehr bezogen heißt das: Mindestens fünf Portionen Gemüse und Obst am Tag genießen.

Bunt und gesund

Bei der Gemüse- und Obstauswahl sollte auf Abwechslung – etwa nach den Ampelfarben – Wert gelegt werden. Essen Sie täglich Rotes, Gelbes und Grünes, aber auch Violettes oder Oranges. Als Mindestmenge werden 400 Gramm dieser gesunden Fitmacher angegeben. Stärkehaltige Knollenfrüchte wie Kartoffeln, Yamswurzeln, Cassava und Süßkartoffeln zählen allerdings nicht dazu.

Volles Korn

Ebenfalls sollte der Verzehr von stark verarbeiteten, stärkehaltigen Lebensmitteln wie Weißmehlprodukten begrenzt werden. Wegen des hohen Ballaststoffgehalts ist der Verzehr von möglichst wenig verarbeiteten Vollkornprodukten und/oder Hülsenfrüchten dagegen ausdrücklich erwünscht. 25 Gramm Ballaststoffe sind »Pflicht«, oft werden sogar mindestens 30 Gramm empfohlen.

Verdrängungseffekt von Gemüse und Obst

Wer reichlich Grünzeug, buntes Gemüse und Obst genießt, verdrängt damit den Verzehr energiedichter Lebensmittel, insbesondere auch fetthaltiger und stärkehaltiger Lebensmittel. Der hohe Ballaststoff- und Wassergehalt trägt zur Magenfüllung und längeren Sättigung bei. Neben dem durch den hohen Verzehr pflanzlicher Lebensmittel verbesserten Ernährungsmuster spielen weniger einzelne Inhaltsstoffe, sondern spielt vielmehr die Vielfalt verschiedener biologisch aktiver Substanzen/Schutzstoffe eine Rolle bei der gesundheitlich positiven Bewertung der pflanzlichen Lebensmittel. Daher sieht die aktuelle Empfehlung der Deutschen Gesellschaft für Ernährung nach wie vor den täglichen Verzehr von rund 400 Gramm Gemüse und 200 bis 250 Gramm Obst vor.

Dadurch kann auch das Risiko für die koronare Herzkrankheit, Schlaganfall und Bluthochdruck erheblich gesenkt werden. Bei einer Portionsgröße von jeweils etwa 125 Gramm entspricht das insgesamt fünf Portionen. Wegen der unterschiedlichen sekundären Pflanzenstoffe sollte die ganze Vielfalt des jahreszeitlichen Angebots genutzt werden.

Wenn die Betonung auf möglichst wenig verarbeiteten pflanzlichen Lebensmitteln liegt, bedeutet dies konsequenterweise eine Einschränkung beim Verzehr tierischer Lebensmittel, hier insbesondere Fleisch und verarbeitetes Fleisch, das heißt Fleisch- und Wurstwaren. Wichtig: Fleisch ist im Allgemeinen deutlich fettärmer als Wurst. Vergleichen Sie einmal die Werte in der Tabelle auf Seite 125.

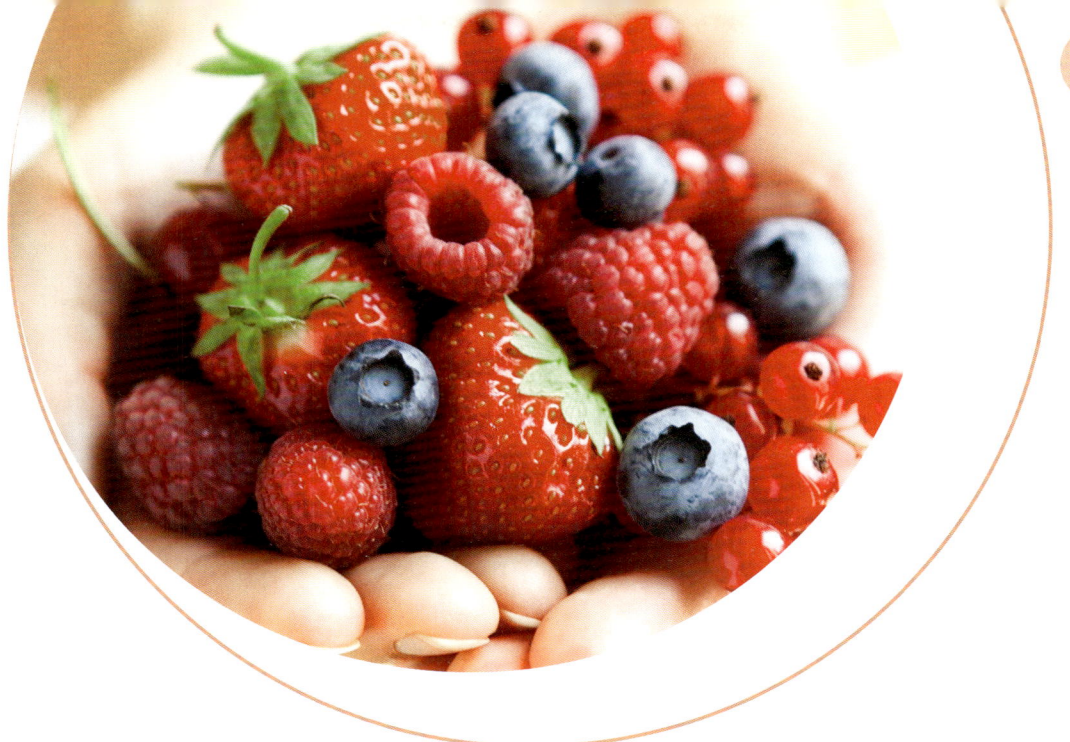

Beerenfrüchte schmecken nicht nur lecker, sie sind auch ideale Gesundheitsschützer – sie enthalten viel Wasser, Ballaststoffe, Vitamine und sekundäre Pflanzenstoffe

Pflanzliche Krebsschützer

Gemüse und Obst kommt eine wichtige Rolle sowohl bei der Versorgung mit Nähr- und Schutzstoffen als auch bei der Senkung bestimmter Krankheitsrisiken zu wie zum Beispiel Herz-Kreislauf- und Krebserkrankungen.

Bei einer aktuellen Bewertung der Evidenz für einzelne Krankheiten kommt die Deutsche Gesellschaft für Ernährung (2007) im Zusammenhang mit der Krebsprävention zu folgendem Ergebnis: »Es besteht eine wahrscheinliche Evidenz für einen protektiven Effekt von Gemüse bei Krebs in Speiseröhre, Dick- und Mastdarm und eine mögliche Evidenz bei Krebs in Mundhöhle, Rachen, Magen, Kehlkopf, Lunge, Eierstock und Niere.

Bei Obst ergab sich eine wahrscheinliche Evidenz für einen protektiven Effekt bei Krebs in Speiseröhre, Magen und Lunge und eine mögliche Evidenz für einen protektiven Effekt bei Krebs in Mundhöhle, Rachen, Dick- und Mastdarm, Kehlkopf, Niere und Harnblase.«

Einschränkungen

Bei den beiden häufigsten Krebsformen Brust- beziehungsweise Prostatakrebs ist jedoch davon auszugehen, dass das Risiko für diese Erkrankungen nicht durch den Verzehr von Obst und Gemüse beeinflusst wird. Daraus und aus der Tatsache, dass der Krebsschutz bei den nachgewiesenen Formen eher bei niedrigen Aufnahmemengen in einem Bereich von bis zu 300 Gramm nachgewiesen werden kann, folgt die nüchterne Feststellung: Gemüse und Obst in der Krebsprophylaxe scheinen überschätzt. Umso mehr gelten die Überlegungen zur

Verdrängung energiedichter Lebensmittel durch reichlich Grünzeug sowie viele bunte Gemüse und Früchte.

Empfehlung 5: Lebensmittel tierischer Herkunft in Maßen

»Es wird empfohlen, den Verzehr von rotem Fleisch zu begrenzen und den Verzehr von verarbeitetem Fleisch zu vermeiden.«

Zur Erklärung muss hier angeführt werden: »Rotes Fleisch« bezieht sich auf Fleisch von Rind, Schwein, Schaf, Lamm und Ziege, während »verarbeitetes Fleisch« durch Räuchern, Beizen, Salzen oder durch Zugabe von chemischen Konservierungsmitteln haltbar gemacht wird. Beide schließen den Anteil in verarbeiteten Produkten (Fleisch- und Wurstwaren) mit ein.

Krebsrisiko durch Kanzerogene

In vielen verarbeiteten Fleischwaren sind Nitrate, Nitrite und andere Konservierungsmittel zur Haltbarmachung zugesetzt. Nitrate und Nitrite in der Nahrung sind mögliche Karzinogene für den Menschen, da sie im Körper zu N-Nitroso-Verbindungen umgewandelt werden. Es gibt überzeugende und wahrscheinliche Anzeichen dafür, dass ständiger Verzehr großer Mengen an rotem und verarbeitetem Fleisch das Risiko für einige Krebserkrankungen, insbesondere für Dickdarmkrebs, erhöhen kann.

Übergewicht durch tierische Fette

Kostformen mit einem hohen Anteil tierischer Fette stehen aufgrund ihrer hohen Energiedichte wiederum im Zusammenhang mit einer Gewichtszunahme.

Auch hier bestätigt sich einmal mehr die Empfehlung, durch reichlichen Gemüse- und Salatverzehr die Energiedichte der Mahlzeiten zu »strecken«.

Fleisch ist ein Stück Lebenskraft

Auch wenn diese Aussage unter der zitierten Empfehlung, weniger Fleisch- und Wurstwaren zu essen, mehr als provozierend klingt, so ist mit der fünften WCRF-Empfehlung keineswegs gemeint, auf Fleisch völlig zu verzichten. Vegetarier sollen allerdings auch nicht überredet werden, Fleisch wieder in ihren Speiseplan aufzunehmen.

info Fettarmes Fleisch wie mageres Hähnchen- oder Putenfleisch hat ebenfalls eine niedrige Energiedichte, wenn es fettarm zubereitet wird.

Aus Sicht der Energie- und Nährstoffdichte hat fettarmes Fleisch überzeugende Nährstoffvorteile: ein biologisch hochwertiges Eiweiß, wertvolle Mineralstoffe, das heißt Mengen- und Spurenelemente wie Kalium, Eisen, Zink, Selen sowie die komplette Palette der B-Vitamine einschließlich Vitamin B_{12}.

Das Eisen liegt zudem als besonders gut bioverfügbares Hämeisen vor. Wer ganz auf Fleisch verzichtet, muss sich deshalb

Fettgehalt von Fleisch und Fleischwaren

Lebensmittel	Fettgehalt (je 100 g)	Lebensmittel	Fettgehalt (je 100 g)
Kalbfleisch, Filet	1,4 g	Lamm, Kotelett	32 g
Rindfleisch, Tatar	3 g	Hase	3 g
Rindfleisch, gehacktes	14 g	Blutwurst	29 g
Rindfleisch, Roastbeef	4,5 g	Kalbsleberwurst	32 g
Rindfleisch, Filet	4 g	Wiener Würstchen	26 g
Schweinefleisch, gehacktes	22,5 g	Mortadella	33 g
Schweinefleisch, Filet	2 g	Salami	33 g
Schweinefleisch, Schnitzel	1,9 g	Landjäger	43 g
Schweineschinken, gekocht	11 g	Lyoner	27 g
Lamm, Filet	3,7 g	Fleischwurst	26 g

Quelle: Nährwerttabellen des Fachbuchhandels

hinsichtlich der Nährstoffversorgung deutlich mehr Mühe geben, wenn er die genannten Nährstoffe mit anderen Lebensmitteln sicher und in der benötigten Menge bereitstellen will.

Empfehlung beim Fleischverzehr

Unter Einbeziehung der eindeutigen Vorteile und der möglichen Nachteile, insbesondere bei verarbeitetem Fleisch, ergibt sich als persönliche Empfehlung für Menschen, die bisher regelmäßig Fleisch und Wurst gegessen haben:
Begrenzen Sie Ihren wöchentlichen Verzehr an rotem Fleisch auf 500 Gramm; essen Sie davon möglichst wenig verarbeitete Fleischwaren. Das entspricht etwa drei Portionen

Fleisch à 120 Gramm und drei Portionen Wurst und Schinken à 30 Gramm.
Damit schränken Sie automatisch den Verzehr von gepökelten und gesalzenen Lebensmitteln ein, wie es in der Empfehlung 7 des WCRF angeraten wird.

info Diese ausgewogene Empfehlung trägt der Tatsache Rechnung, dass viele Lebensmittel tierischer Herkunft einen wichtigen Beitrag zur Nährstoffversorgung leisten und gesundheitsförderlich sind, solange sie in maßvoller Menge gegessen werden.

Empfehlung 6: Vorsicht bei Alkohol

»Empfohlen wird eine Begrenzung des Konsums alkoholischer Getränke.«

Auf der persönlichen Ebene bedeutet dies, dass Frauen nicht mehr als ein Glas und Männer nicht mehr als zwei Gläser alkoholischer Getränke wie Wein und/oder Bier pro Tag genießen sollten. Ein Glas entspricht etwa 10 bis 15 Gramm reinem Alkohol (Ethanol).

Alkoholgehalt verschiedener Getränke

Getränk	Alkoholgehalt (je 100 ml)
Bier	3,96 g
Weißwein	8,58 g
Rotwein	8,05–9,82 g
Sekt	8,72 g
Branntwein (Korn)	25,6 g
Whisky	35,2 g
Apfelwein	5,0 g
Portwein	14,8 g
Sherry, trocken	15,7 g
Obstbrände	36,0 g
Rum (54 Vol.-%)	43,2 g

Quelle: Arens-Azevedo, 2003

Bester Krebsschutz: kein Alkohol

Ethanol selbst wird als Karzinogen für den Menschen eingestuft. Krebs wird dabei durch Ethanol verursacht, unabhängig von der Art des Getränks. Es wurde kein sicherer Schwellenwert, unter dem es keine Steigerung des Krebsrisikos gibt, für den Alkoholkonsum festgestellt. Das Risiko steigt, je mehr Alkohol aufgenommen wird. Überzeugende Beweise sprechen für einen kausalen Zusammenhang zwischen Alkoholkonsum und Mundhöhlen-, Kehlkopf-Speiseröhren-, Dickdarm- (bei Männern) oder/und Brustkrebs (bei Frauen). Wahrscheinlich ist ein Zusammenhang von Leber- und Darmkrebs bei Frauen und Alkoholgenuss.

info   Genießen Sie alkoholische Getränke nur in kleinen Mengen und nicht regelmäßig. Trinken Sie dafür aber reichlich Wasser, gut verdünnte Säfte und ungesüßte Tees.

Die Datenlage rechtfertigt somit hinsichtlich der Entstehung von Krebserkrankungen die Empfehlung, gar keinen Alkohol zu trinken. Die genannten höheren »zulässigen« Mengen berücksichtigen, dass Alkohol wahrscheinlich einen schützenden Effekt auf die koronare Herzkrankheit hat. Eine gute Empfehlung, die Alkoholaufnahme zu begrenzen, ist auch der Ratschlag, Wein gut verdünnt mit Mineralwasser (1 zu 2) als Schorle zu genießen. Das erfrischt und spart außerdem an Kalorien.

Empfehlung 7: Weniger Salz

»Empfohlen wird eine Begrenzung des Kochsalzkonsums. Der Verzehr von verschimmeltem Getreide, Nüssen oder Hülsenfrüchten ist zu vermeiden.«

Auf der persönlichen Ebene bedeutet dies, den Salzkonsum insgesamt auf 6 Gramm (entspricht 2,4 g Natrium) pro Tag einzuschränken. Das lässt sich durch phantasievolles Würzen (»Kräutern statt Salzen«) ebenso erreichen wie durch die Einschränkung bzw. Vermeidung stark gesalzener und gepökelter Lebensmittel (vgl. fünfte Empfehlung des WCRF).

Gesundheitsrisiko durch zu viel Salz

Die Aufnahme großer Kochsalzmengen sowie mit Salz konservierter Lebensmittel trägt wahrscheinlich zur Erhöhung des Magenkrebsrisikos bei. Große Mengen an Salz können zudem die Magenschleimhaut schädigen. Ferner wird die Produktion von N-Nitroso-Verbindungen gesteigert und es werden Magenkarzinome aktiviert.

---

info *Statt Kochsalz bringen Kräuter und Gewürze mehr Abwechslung in die Küche und bereichern den Speiseplan zudem mit einer Fülle an bioaktiven Schutzstoffen.*

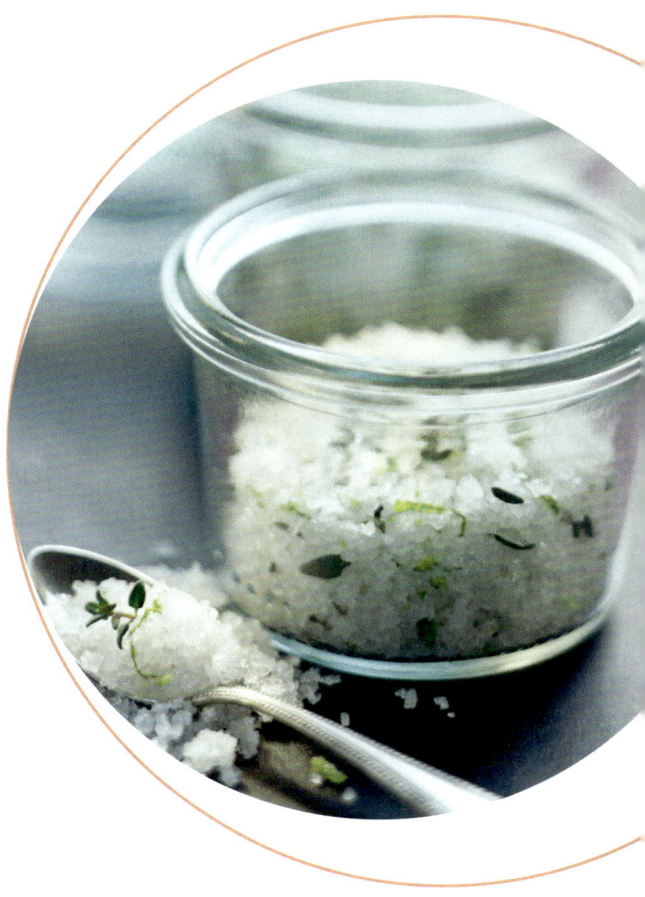

Egal, ob Kochsalz oder Meersalz: Ein sparsamer Umgang ist in jedem Fall ratsam

Krebs durch Schimmel

Die Verunreinigung von Getreide, Nüssen und Hülsenfrüchten mit Aflatoxinen, die von bestimmten Schimmelpilzen bei zu langer Lagerung und bei zu hohen Temperaturen und hoher Luftfeuchtigkeit gebildet werden, sind eine Ursache für Leberkrebs. Auch kurz über dem Erdreich wachsende Erdnüsse und Pistazien können mit Schimmelpilzgiften verunreinigt sein. Genießen Sie nur einwandfreie Ware. Nicht empfehlenswert sind zu stark gesalzene Nüsse.

Empfehlung 8: Nahrungsergänzungs- mittel – (k)ein Muss?

»Der Nährstoffbedarf sollte aus- schließlich durch Lebensmittel gedeckt werden.«

Nahrungsergänzungsmittel werden für die Krebsprävention nicht empfohlen. Diese sehr restriktive Haltung muss ausführlicher kommentiert werden, da es sowohl Belege für den sinnvollen Einsatz von Nahrungser- gänzungsmitteln gibt als auch Hinweise auf nachteilige Wirkungen hochdosierter, iso- lierter relevanter Nährstoffe (zum Beispiel Antioxidanzien). Insgesamt fällt es schwer, eine sichere Einschätzung des Nutzens und der Risiken von (hochdosierten) Nahrungs- ergänzungsmitteln vorzunehmen. In be- stimmten Situationen, wie im Fall einer Krankheit oder bei bestehendem Nährstoff- mangel können Nährstoffsupplemente je- doch notwendig sein.

Erhöhtes Krebsrisiko durch isolierte Nährstoffzufuhr

Die Gratwanderung der richtigen Dosie- rung von Nahrungsergänzungsmitteln zeigt sich an zwei gut untersuchten Beispielen: Beta-Carotin als Nahrungsergänzungsmit- tel senkt bei Rauchern das Risiko für Lungenkrebs nicht, sondern erhöht es bei entsprechender Dosierung. Als Bestandteil von Lebensmitteln (Gemüse und Obst) senkt es dagegen das Risiko, an Krebs zu erkranken, da es antioxidativ wirkt. Ein

weiteres Beispiel ist Kalzium. Supplemente dieses Mineralstoffs könnten das Risiko für Darmkrebs senken, erhöhen aber mögli- cherweise das Risiko für Prostatakrebs. Es wird zur weiteren Beurteilung von Pro und Contra von Nahrungsergänzungsmitteln auf die Kapitel 2, Seite 40, und Kapitel 5, Seite 147, verwiesen.

Ergänzende Empfehlungen

Neben diesen acht grundsätzlichen Emp- fehlungen des WCRF zur Krebsprävention folgen noch zwei spezielle Empfehlungen, zum einen für Mütter, zum anderen für bereits an Krebs erkrankten Personen.

Spezielle Empfehlung 1: Stillen ist wichtig

»Mütter sollten stillen; Säuglinge sollten gestillt werden.«

Stillen schützt Mutter und Kind. Säuglinge sollten deshalb möglichst bis zu sechs Mo- nate gestillt werden. Durch Stillen soll zur Prävention von Brustkrebs bei der Mutter und zur Vorbeugung von Übergewicht bei Kindern beigetragen werden. Die Empfeh- lungen zum Stillen zeigen, dass die Emp- fehlungen zur Krebsprävention auf den gesamten Lebensverlauf – angefangen bei der Geburt – ausgerichtet sind.
Stillen hat zudem eine wichtige Bedeutung für die Entwicklung des Immunsystems, schützt vor Kinderkrankheiten und spielt für die Entwicklung der Beziehung zwi- schen Mutter und Kind eine wichtige Rolle.

Spezielle Empfehlung 2: Was Krebsbetroffene tun können

»Es gelten die Empfehlungen zur Krebsprävention.«

Wenn möglich und wenn es keine andersartigen Empfehlungen gibt, sollten die Empfehlungen für Ernährung, gesundes Körpergewicht und körperliche Aktivität auch für Menschen mit bestehender oder vorangegangener Krebserkrankung eingehalten werden. Dies schließt alle Krebspatienten vor, während und nach aktiver Krebsbehandlung ein.

Es gibt bestimmte Umstände, unter denen die Empfehlungen besonders anzupassen sind, beispielsweise wenn eine Krebstherapie den Appetit und/oder die Verdauungsfunktionen beeinträchtigt. Krebsbetroffene sollten dann von einer ausgebildeten Ernährungsfachkraft betreut werden. Die nachfolgenden Ausführungen sind jedoch von grundsätzlicher Bedeutung, weil sie immer wieder häufig gestellte Fragen betreffen.

Gibt es Krebsdiäten?

Leider vertrauen oftmals Krebskranke und ihre Angehörigen sogenannten »Krebsdiäten«, die vorgeben, das Wachstum des Tumors aufzuhalten oder sogar den Krebs zu heilen. Bis heute fehlen dafür wissenschaftlich fundierte Beweise. Diätformen, die nicht ausreichend Energie und Nährstoffe enthalten, können Nährstoffdefizite und Mangelernährung verursachen oder verstärken. Einseitige Kostformen nehmen den Patienten überdies noch einen wesentlichen Teil der Lebensqualität.

Risiko Mangelernährung

Nach Strahlen- oder Chemotherapie können oft Übelkeit und Erbrechen auftreten, was wiederum zu Appetitlosigkeit und Gewichtsverlust führen kann.

---

info Als Tumorkachexie (Auszehrung, schlechter Ernährungszustand) wird die schwerste Form der Mangelernährung bezeichnet. Dieser Zustand tritt bei den meisten Krebspatienten erst im Laufe der Zeit ein, Anzeichen sind allgemeiner Kräfteverfall sowie Gewichtsverlust.

Weitere Ursachen für die Appetitlosigkeit und somit den Gewichtsverlust bei Krebskranken können Veränderungen im Empfinden von Geschmack, Hunger oder Sättigung sein. Auch Abneigungen gegen bestimmte Lebensmittel treten häufig auf. Die Tumortherapie (Strahlen- oder Chemotherapie) geht oft einher mit Nebenwirkungen wie Fieber, Durchfall und Mundtrockenheit, Kau- und Schluckbeschwerden sowie Entzündungen im Mund. Diese mindern den Wunsch zu essen. Auch starke Nährstoffverluste und Veränderungen im Stoffwechsel können eine Mangelernährung mitverursachen.

Erhalten Sie sich Lebensqualität

Mangelernährung belastet die Lebensqualität des Krebspatienten sowie seine körperliche Leistungsfähigkeit. Sie beeinflusst das Stoffwechselgeschehen und die Immunabwehr. In einem Viertel aller Fälle ist Mangelernährung sogar die Todesursache. Ein guter Ernährungszustand des Patienten kann die Lebensqualität also entscheidend verbessern, Komplikationen nach Operationen und Strahlentherapie verringern sowie eine Funktionserhaltung des Körpers ermöglichen.

Mit gezielten diätetischen Maßnahmen ist es auch möglich, der häufigen Tumorkachexie entgegenzuwirken.

Ernährungsempfehlungen für Krebskranke

Bereits an Krebs Erkrankte haben in der Regel einen erhöhten Bedarf an Vitaminen. Bei der richtigen Auswahl der Lebensmittel und ausreichender Nahrungsaufnahme können Krebskranke durch eine vollwertige Mischkost ihren täglichen Vitaminbedarf decken. Weitere Supplementationen sollten nur in Rücksprache mit dem behandelnden Arzt erfolgen.

Auf eine ausreichende Zufuhr mit den Antioxidanzien wie Vitamine C und E sowie Carotinoide und Selen sollte geachtet werden. Bei Gewichtsabnahmen müssen Zuschläge an Energie und Nährstoffen vorgenommen werden.

Ziel ist eine bedarfsdeckende Nährstoff- und Energieversorgung, wobei die Zusammenstellung der Ernährung die Abneigungen des Patienten berücksichtigen sollte.

Reicht die normale Ernährung nicht aus, den Energie- und Nährstoffbedarf abzudecken, und verlieren die Betroffenen deutlich an Gewicht, ist eine energie- und nährstoffreiche Zusatznahrung (Aufbaukost, in Apotheken oder Reformhäusern erhältlich) oder sind Nahrungsergänzungsmittel notwendig. Wie der Einsatz von Nahrungser-

gänzungsmitteln im Rahmen der Krebsvorbeugung und unterstützend bei der Krebsbehandlung zu bewerten ist, lesen Sie auf Seite 128 sowie auf den Seiten 147 bis 149.

Empfehlungen bei Appetitlosigkeit und Übelkeit

Bei Appetitlosigkeit, Geschmacksveränderungen oder sogar Geschmacksverlust essen Sie, wenn Sie sich wohl fühlen und Appetit haben, auch nachts. Gehen Sie auf Geschmacksreise und finden Sie heraus, was Ihnen am besten bekommt. Richten Sie die Speisen appetitlich an. Vermeiden Sie große Portionen, fette Gerichte, blähende Speisen und starke Essensgerüche.

info Auch für Gesunde ist die Auswahl an Speisen und Getränken nach der jeweiligen individuellen Bekömmlichkeit ein wesentliches Kriterium für eine persönlich zufriedenstellende Ernährung. Auch die Bedingungen der Mahlzeiteneinnahme spielen eine große Rolle.

Bei Übelkeit und Erbrechen essen Sie eher kühle und lauwarme Speisen, denn sie riechen nicht so intensiv. Essen Sie in Ruhe und kauen Sie gut. Essen Sie bei morgendlicher Übelkeit bereits vor dem Aufstehen trockene Lebensmittel wie Knäckebrot oder Kekse. Es empfiehlt sich übrigens, bei Übelkeit nicht Ihre Lieblingsspeise zu essen, damit Sie dagegen keine Aversionen aufbauen.

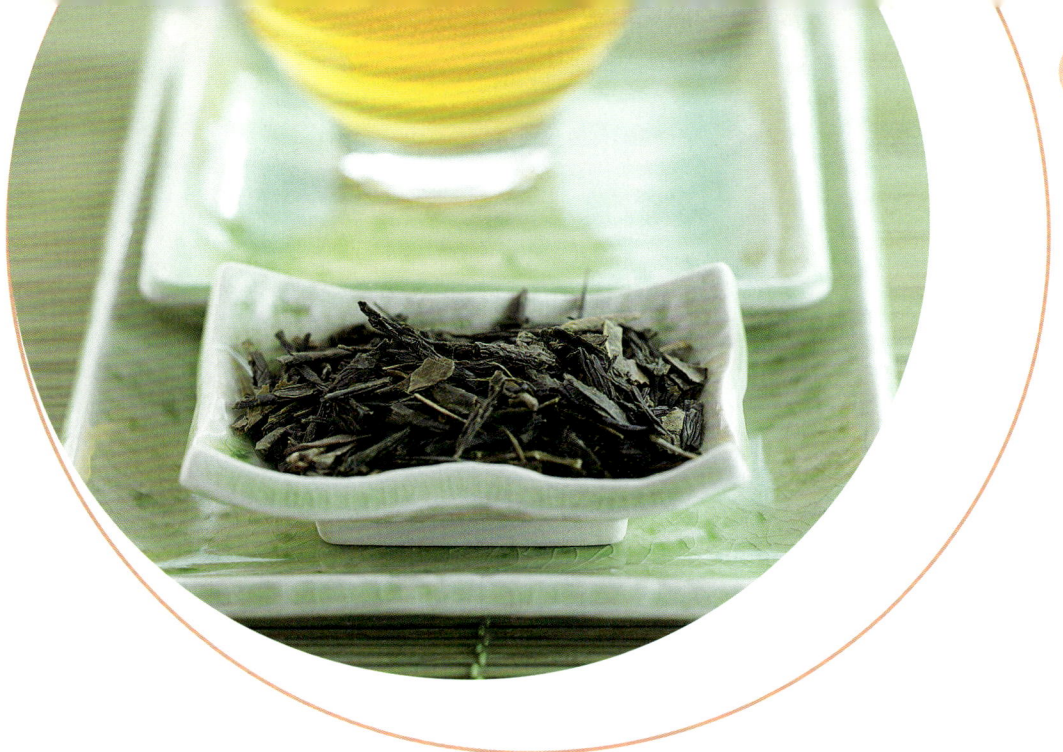

Ausgezeichneter, gesunder Durstlöscher zu jeder Zeit: Kräutertee – sei es als heißer Wärmespender oder als eiskalte Erfrischung

Empfehlungen bei Entzündungen

Liegen Entzündungen der Mundhöhle, Speiseröhre oder Magenschleimhaut vor, empfiehlt sich der Einsatz von kohlensäurefreien Getränken sowie von Milchprodukten, denn Milch schützt die Schleimhäute. Die Speisen sollten grundsätzlich nicht zu heiß oder zu kalt, nicht zu salzig oder geräuchert sowie nicht zu scharf gewürzt oder zu sauer sein.

Empfehlungen bei Mundtrockenheit

Bei Mundtrockenheit sollten Sie häufig kleine Mengen trinken und möglichst flüssig-breiige Speisen verzehren. Pfefferminz- und Zitronentee, Kaugummis und saure Bonbons fördern den Speichelfluss und sind sehr hilfreich. Achtung: Milch hingegen fördert die Schleimbildung.

Empfehlungen bei Kau- und Schluckbeschwerden

Essen Sie am besten flüssig-breiige, kühle und gekühlte Speisen und meiden Sie kohlensäurehaltige Getränke.

Empfehlungen bei Verdauungsproblemen

Leiden Sie unter Blähungen, Völlegefühl oder Durchfall, essen Sie leichtverdauliche, milchzuckerfreie, fett- und ballaststoffarme Speisen und verzichten Sie auf frisches Obst, blähendes Gemüse oder Salat und Milch sowie fette und gebratene Speisen.

Trinken Sie reichlich Flüssigkeit (etwa 2,5 Liter am Tag). Gegen Verstopfung helfen Leinsamen und ausreichend Trinkflüssigkeit sowie probiotische Milchprodukte. Auch Hafervollkornprodukte mit Joghurt oder Dickmilch sind eine gute Empfehlung.

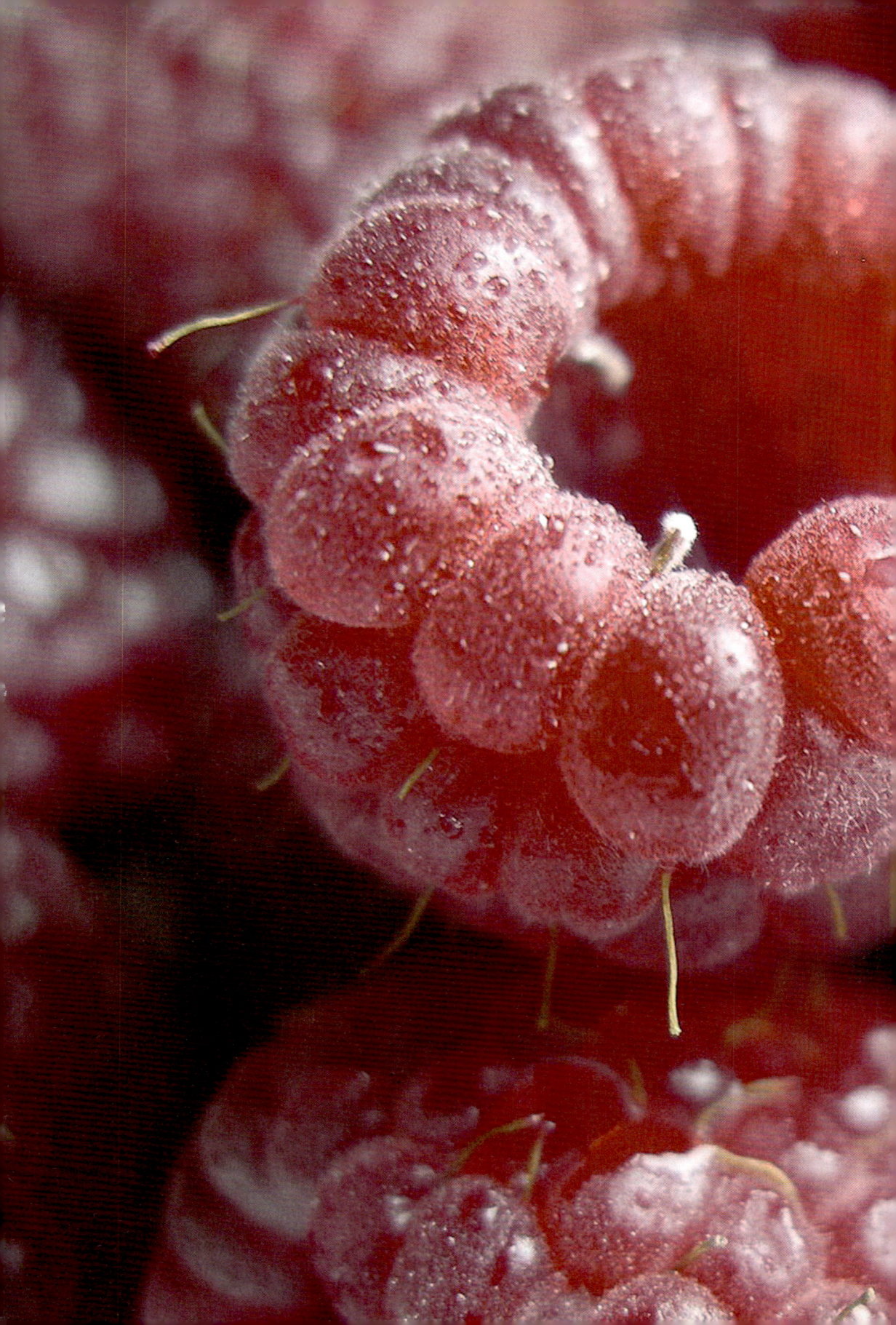

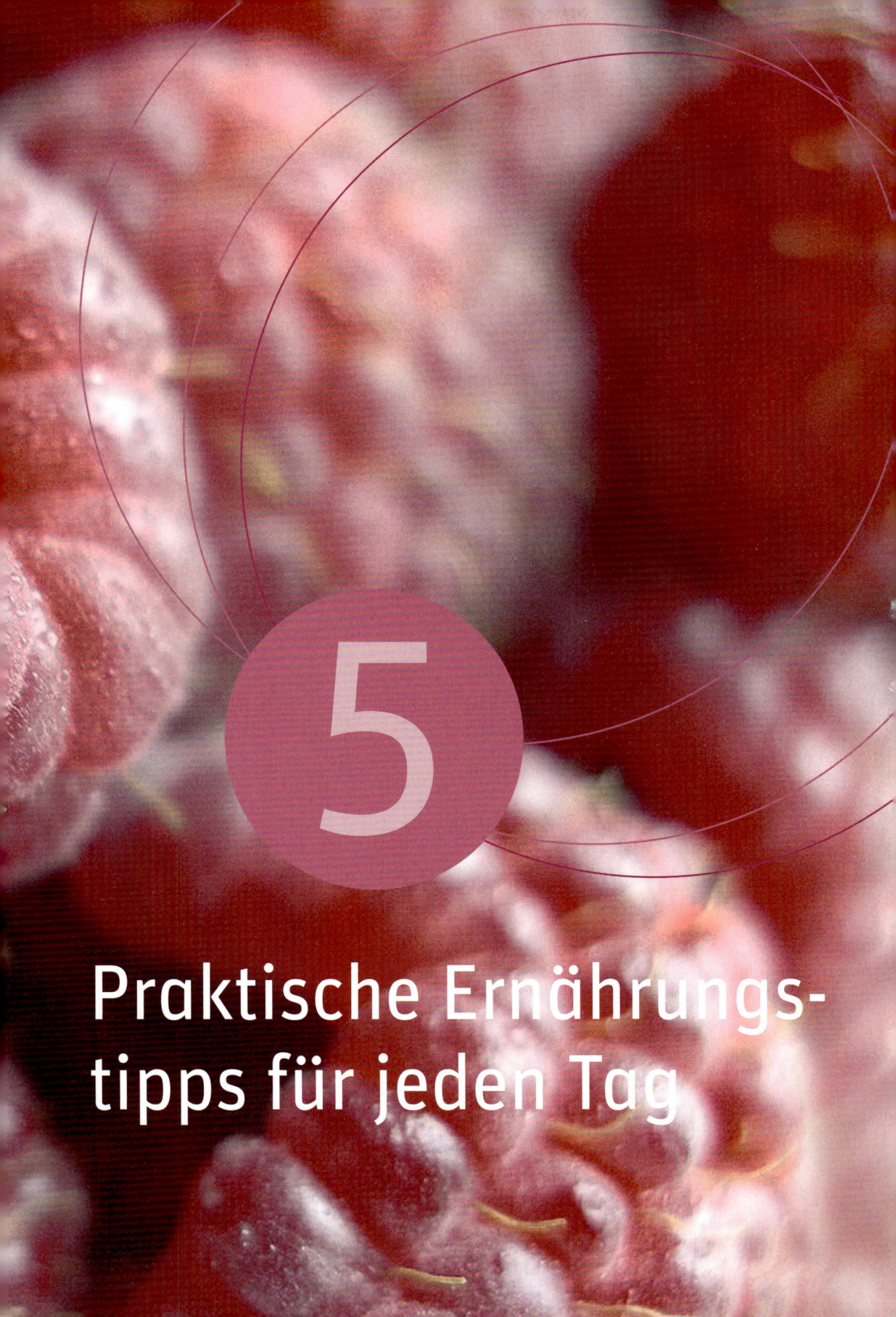

5

Praktische Ernährungs-
tipps für jeden Tag

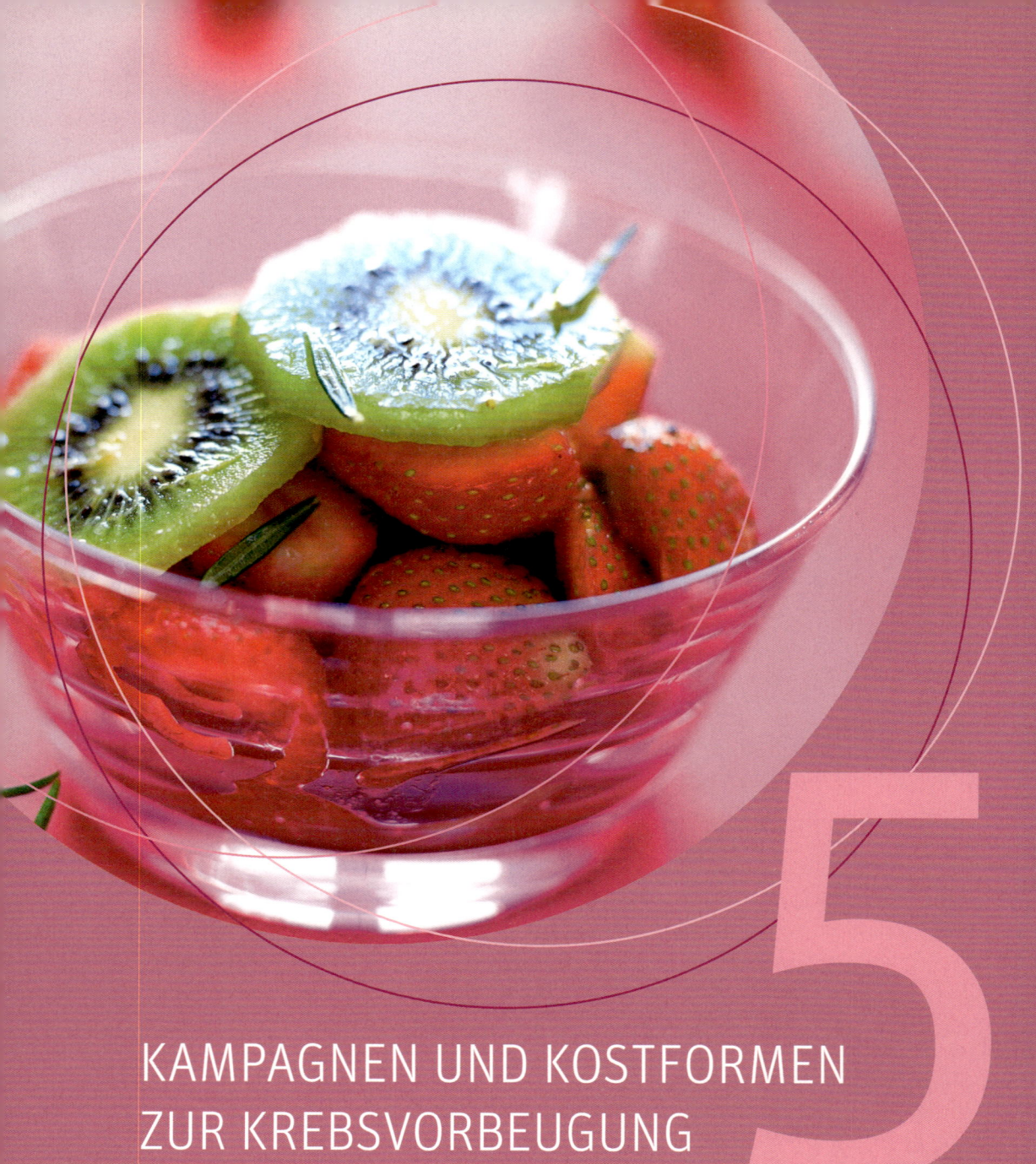

5

KAMPAGNEN UND KOSTFORMEN ZUR KREBSVORBEUGUNG

DIE GRUNDZUTATEN FÜR eine gesunde Ernährung sind Gemüse, Obst, Hülsenfrüchte und Vollkornprodukte. Diese Gesundheitsschützer sind vor allem in der Mittelmeerküche, der traditionellen japanischen Ernährung und der vegetarisch ausgerichteten Ernährungsweise zu finden.

Nährstoffe sind nur im Team stark

Langanhaltende Gesundheit oder der Schutz vor Krebs resultiert nicht daraus, dass einzelne, vermeintlich besonders gesunde Lebensmittel wie zum Beispiel Brokkoli, Tomaten oder Sojabohnen bevorzugt verzehrt werden. Schon gar nicht darf die Hoffnung geweckt werden, dass ein isolierter Schutzstoff aus der Nahrung in möglichst hoher Dosierung die Bemühungen um eine vollwertige und ausgewogene Ernährung ersetzen könnte.

Sie haben in den vorangegangenen Kapiteln die komplexen Zusammenhänge verschiedener Nahrungsbestandteile und ihrer Wirkungen kennengelernt. Vieles geht dabei Hand in Hand. So sind, um ein Bild aus dem sportlichen Bereich zu verwenden, nicht Einzelspieler wie Vitamin C oder Selen, sondern die gesamte Mannschaft, also die Gesamtqualität der Nahrung, am Erfolg beteiligt. Je vielseitiger der Speiseplan ist, desto besser ist die Versorgung mit allen benötigten Nähr- und Schutzstoffen. Außerdem verteilt sich auch das »Schadstoffrisiko« besser als bei einer einseitigen Ernährung. Ausschlaggebend für einen gesundheitlichen Nutzen sind immer verschiedene Lebensmittel und deren Inhaltsstoffe zusammen, die in einem ausgewogenen Verhältnis zueinander und im Team wirken. Das kann ein einzelnes Vitamin oder ein einzelner sekundärer Pflanzenstoff nicht leisten.

Mehr Lust auf Gesundheit

Nicht zuletzt gilt, dass Abwechslung beim Essen bekanntlich mehr Genuss bietet als Monotonie im Ernährungsfahrplan. Allein das kann die Abwehrkräfte steigern, wenn man mit Freude und in Ruhe das Richtige genießt. Man muss lernen, bei der Lebensmittelauswahl die richtigen Schwerpunkte zu setzen. Dabei dürfen jedoch der Geschmack und der Erlebnischarakter eines Essens keineswegs zu kurz kommen. Nur so machen eine gesunde Ernährung und Gesundheit im Ganzen Spaß.

»Fünf am Tag« – das schaffen Sie mit links

»One apple a day keeps the doctor away.« Dieses bekannte englische Sprichwort wurde – wie bereits erwähnt – inzwischen abgewandelt in »Five a Day«. Ein einziger Apfel ist einfach zu wenig, um sich aktiv gegen verschiedene Krankheiten zu schützen. Es werden somit täglich fünf Portionen Gemüse und Obst empfohlen. Wegen des hohen Gehalts an Ballaststoffen und an sekundären Pflanzenstoffen sowie der geringeren Energiedichte sollte der Anteil daran mindestens aus drei Portionen Gemüse und zwei Portionen Obst bestehen.

Es ist eine Tatsache, dass ein hoher Gemüse- und Früchteverzehr zu einem großen Nahrungsvolumen mit geringer Energiedichte beiträgt. Es werden gleichzeitig fettreiche Lebensmittel verdrängt, wodurch wiederum Übergewicht vermieden wird. Außerdem wird der Körper auf diese Weise mit wichtigen bioaktiven Schutzstoffen optimal versorgt, um gesund zu bleiben.

Je bunter, desto gesünder

Was das Gemüse betrifft, so können Sie mit einem bunten Salatteller, einer Portion gedünstetem Gemüse zum Fisch und einem Glas Tomatensaft Ihr Ziel ganz leicht erreichen. Ein Apfel zwischendurch und eine Portion Erdbeeren zum Müsli kommen hinzu und schon haben Sie »Fünf am Tag« erreicht. Eine Orientierung bei der Lebensmittelauswahl an den Ampelfarben ist ebenfalls eine gute Sache, denn so bunt gemischt werden Sie mit den jeweils unterschiedlichen Nähr- und Schutzstoffen am besten versorgt.

Vergessen Sie aber nicht, als Quelle für wichtige Gesundheitsschutzstoffe im Essen ebenfalls täglich Vollkorn zu essen und mindestens einmal in der Woche ein Hülsenfruchtgericht.

Das Handvoll-Maß

Um Mengenempfehlungen besser im Ernährungsalltag umsetzen zu können, gilt das einfache Handmaß als Orientierung. Bei großstückigem Gemüse (z. B. Tomaten, Kohlrabi) oder Obst (z. B. Äpfel, Orangen) zählt eine Handvoll als

Fünf Portionen Obst und Gemüse – wie viel ist das eigentlich?

- **Drei Portionen Gemüse** entsprechen etwa 400 Gramm. Davon sollten Sie etwa die Hälfte roh essen. Neben frischem Gemüse sind tiefgefrorenes Gemüse und gelegentlich hochwertige Konserven eine mögliche Ergänzung.

- **Zwei Portionen Obst** entsprechen 250 bis 300 Gramm. Am besten genießen Sie es frisch und gemäß dem jahreszeitlichen Angebot.

- Damit Sie es im Alltag etwas leichter haben, können Sie eine Portion **Gemüse oder Obst als Saft** genießen, Letzteren auch mit Wasser verdünnt, damit der Durst besser gelöscht und die Energiedichte etwas verringert wird.

Maß für eine Portion. Bei kleinstückigem oder zerkleinertem Gemüse (z. B. Brokkoli, Pilze, Kohl) und Obst (z. B. Erdbeeren, Kirschen) oder bei Blattsalaten sind zwei Hände zu einer Schale geformt eine Portion.

Mahlzeiten richtig planen

Auch wenn es etwas übertrieben klingen mag – je genauer Sie Ihre einzelnen Mahlzeiten planen beziehungsweise was Sie am nächsten Tag essen wollen, desto einfacher ist es, die »Fünf am Tag«-Regel einzuhalten. Ein schöner Nebeneffekt: Man isst bewusster und gleichzeitig gesünder – etwas, was leider oft nur zu den berühmten guten Vorsätzen am Jahresanfang gehört.

Beginnen Sie beispielsweise Ihren Tag mit einem Müsli aus kernigen Haferflocken, fettarmem Joghurt oder Kefir und mit frischen Äpfeln oder Erdbeeren. Als Zwischenmahlzeit genießen Sie ein Glas Tomatensaft – das im Flugzeug zu den Klassikern gehört und Sie bestimmt an Ihren letzten Urlaub erinnert. Dazu gibt es eine Scheibe Roggenvollkornbrot mit fettarmem Käse. Das Mittagessen besteht aus einer großen Portion jahreszeitlichem Salat, wie wäre es mit mediterranen Zutaten wie Oliven und Kürbiskernen? Nachmittags gibt es frisches Obst oder einen Beeren-Smoothie. Ein leichtes Abendessen besteht aus gedünstetem Fisch, zum Beispiel Lachs, und einer großen Portion Blattspinat. Auch ein Gemüse-Risotto mit Tomaten, Paprika und Erbsen sowie frischen Kräutern ist eine Variante für ein schmackhaftes Gemüsegericht. Planen Sie außerdem mindestens einmal wöchentlich einen Hülsenfruchteintopf ein. Die Beispiele zeigen, dass es ein Leichtes ist, der Empfehlung zu folgen, mehr Gemüse und Obst sowie andere pflanzliche Fitmacher zu essen. Probieren Sie es!

info   Regelmäßig essen ist wichtig. Mahlzeiten versorgen uns mit Startenergie, stärken das Durchhaltevermögen, sorgen für Energienachschub und Regeneration.

Mehr Genuss
durch die richtige Lebensmittelauswahl

Beim Gang in den Supermarkt entscheidet oft das Auge mit, das durch den Anblick eines verlockenden, bunten Angebots zum Kauf anregt. Doch denken Sie bei Ihrer Auswahl an Lebensmitteln immer daran, dass ab sofort der gesunde Genuss an erster Stelle steht. Dabei sind es nur ein paar wenige Punkte, die beachtet werden müssen.

Würzen statt salzen

Ein zu großer Kochsalzverbrauch kann das Risiko von Magenkrebs erhöhen. Der Konsum stark gesalzener und salzkonservierter Lebensmittel sowie der Einsatz von Salz und salzreichen Würzmitteln bei Tisch und in der Küche sollten deshalb unbedingt beschränkt werden. Stattdessen können Sie Kräuter und Gewürze zum Würzen der Speisen verwenden.

Inzwischen werden alle Kräuter von Schnittlauch, Petersilie bis hin zu Basilikum oder Rosmarin in gebrauchsfertigen Portionen angeboten. Sie geben einem Gericht einen ganz neuen, kräftig-würzigen Geschmack, der so intensiv ist, dass sich ein Nachsalzen direkt erübrigt. Auch exotische Gewürze wie zum Beispiel Ingwer machen nicht nur Salz überflüssig, sie kurbeln durch ihre leichte Schärfe auch die Verdauung an.

Auf Nummer sicher gehen – Stichwort Nitrat

Eine besondere Beachtung erfordert das Nitrat. In Abhängigkeit von Lagerung und Zubereitung kann es durch Bakterien in das bedenkliche Nitrit umgewandelt werden. Nitrit kann den Sauerstoffgehalt im Blut beeinträchtigen, was für Kleinkinder besonders gefährlich ist. Es bildet außerdem zusammen mit Eiweißbausteinen die krebserregenden Nitrosamine.

Saisonkalender mit Beispielen für bestimmte Obst- und Gemüsesorten

Obst bzw. Gemüse	Jan	Feb	Mär	Apr	Mai	Jun	Jul	Aug	Sep	Okt	Nov	Dez
Äpfel								X	X	X		
Brombeeren								X				
Erdbeeren					X	X	X					
Himbeeren							X	X				
Rhabarber				X	X	X						
Brokkoli							X	X	X			
Rosenkohl	X										X	X
Grünkohl	X	X									X	X
Tomaten							X	X	X	X		
Champignons	X	X	X	X	X	X	X	X	X	X	X	X

Quelle: aid Infodienst

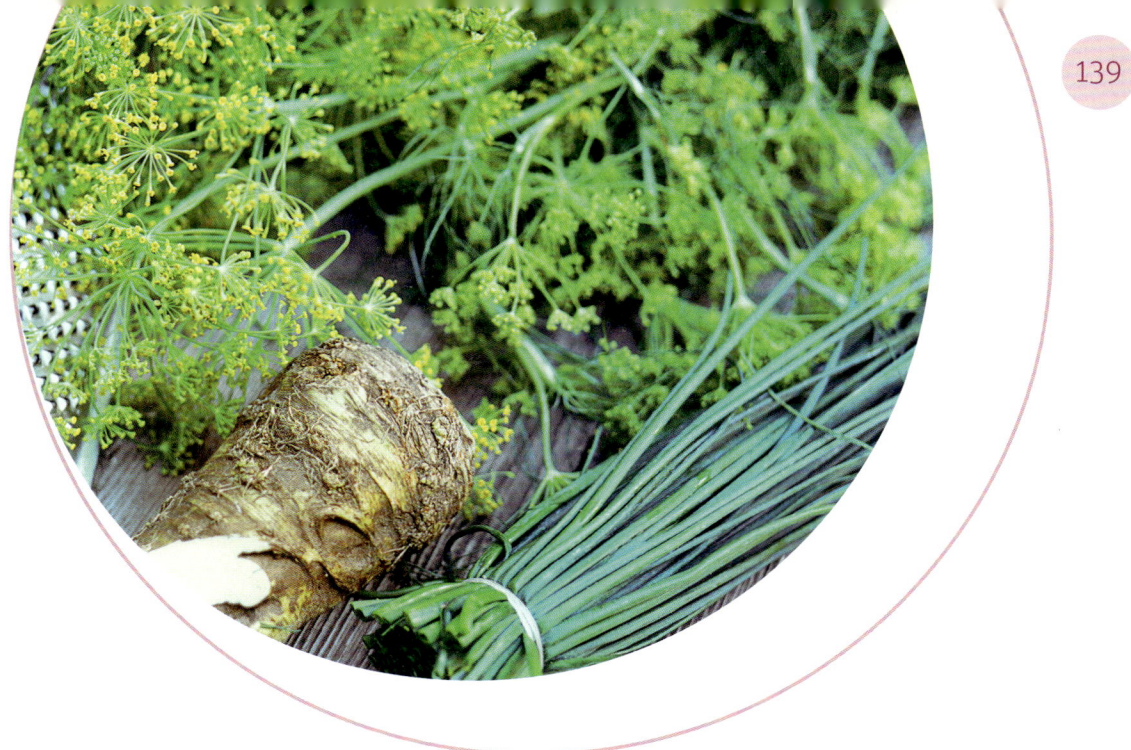

Frische Kräuter immer erst zum Schluss zur Speise dazugeben und nicht mitkochen – sonst verlieren sie ihre wertvolle Krebsschutzwirkung

Freilandgemüse ist nitratärmer als Unterglas- beziehungsweise Treibhausware, weil Sonneneinwirkung den Nitratabbau in der Pflanze fördert. Das ist auch der Grund, warum man Salat aus dem eigenen Garten am besten immer abends, nach einem langen Sonnentag erntet. Im Winter sind statt Blattgemüse aus dem Treibhaus jahreszeitgemäße Gemüse wie Rosenkohl, Möhren, Paprika, Lauch und Karotten zu bevorzugen. Äußere Blätter, Stiele, Strunk und dicke Blattrippen sollten Sie bei Gemüse entfernen, da sie am meisten Nitrat enthalten. Gründliches Waschen, gegebenenfalls Schälen oder das Entfernen der äußeren Blätter vermindert auch den Gehalt einiger Schadstoffe, zum Beispiel von Schwermetallen wie Blei.

Nutzen Sie das saisonale Angebot

Außerhalb der natürlichen Wachstumsperioden können viele Gemüse- und Obstsorten nur mit Hilfe eines stärkeren Einsatzes von Pflanzenschutzmitteln angeboten werden. Bei der täglichen Lebensmittelauswahl der pflanzlichen Gesundheitsschützer sollten Sie sich daher unbedingt am Angebot der Jahreszeit orientieren. Essen Sie zum Beispiel Erdbeeren und Spargel dann, wenn sie bei uns Saison haben, und kaufen Sie nicht im Winter importierte Ware aus fernen Ländern. Natürlich gereifte Produkte der Jahreszeit schmecken am besten, haben einen optimalen Nährstoffgehalt und sind weniger belastet.

Werden Sie zum anspruchsvollen GENIESSER!
TIPPS für die Praxis

- Vermeiden Sie eine zu hohe und zu lange **Erhitzung** der Lebensmittel.

- Genießen Sie Blattgemüse so viel wie möglich als Rohkost oder dünsten Sie das Gemüse nur mit wenig Wasser. So bleiben die Schutzstoffe weitgehend erhalten.

- **Wurzel- und Fruchtgemüse** wie zum Beispiel Möhren oder Tomaten erhalten auch **gegart** ihr Schutzpotenzial.

- Bevorzugen Sie frische, möglichst wenig verarbeitete oder tiefgekühlte Lebensmittel.

- Verlassen Sie sich auf Ihre Nase! Das beste Erkennungszeichen für optimale Ware ist nicht makelloses Aussehen, sondern gutes Aroma.

- Bevorzugen Sie **Produkte aus der Region,** die wegen der kürzeren Transportwege meist frischer sind.

- Kaufen Sie Obst und Gemüse nach den Jahreszeiten! Sie sind aromatischer, frischer und oft preisgünstiger als Produkte, die lange Lagerzeiten und Transportwege hinter sich haben.

- Bevorzugen Sie, wo immer es geht, Lebensmittel **aus ökologischem Anbau** und artgerechter Tierhaltung. Sie haben meist einen besseren Geschmack und enthalten weniger Rückstände.

- **Lagern** Sie die Lebensmittel sorgfältig (kühl und dunkel) und bereiten Sie Ihre Mahlzeiten zügig und möglichst unmittelbar vor dem Essen zu. Dadurch schützen Sie sich vor **Lebensmittelvergiftungen.**

- Achten Sie beim sinnvollen Einsatz von Fertigprodukten auf die Zutatenliste. Wählen Sie nur Produkte mit einer eindeutigen Deklaration.

- Kaufen Sie frische Produkte, also Brot, Kartoffeln, Gemüse, Obst, Fisch, Eier, Milchprodukte und Fleisch möglichst nur im Fachgeschäft, auf dem Wochenmarkt oder beim Erzeuger ein.

- Ein vielseitiger Speiseplan stellt die Nährstoffversorgung sicher, ermöglicht ein genussvolles Essen und schützt vor Schadstoffen.

Bioladen oder Supermarkt?

Was den Nährstoffgehalt anbelangt, gibt es kaum Unterschiede zwischen Lebensmitteln aus ökologischer und solchen aus konventioneller Landwirtschaft. Vielmehr sind die Unterschiede im Vitamin-C- und Carotinoid-Gehalt von Gemüse in erster Linie auf den Erntezeitpunkt, auf Klimafaktoren (besonders der Einfluss von Lichteinstrahlung), den Pflanzenstand, die Sortenwahl etc. zurückzuführen. Oft liegt es also an der Sortenwahl, wenn ökologische Produkte eine höhere Dichte an Nähr- und Schutzstoffen aufweisen als konventionelle. Tomaten, die außerhalb der im Freiland üblichen Erntezeiten in Gewächshäusern gezogen und geerntet werden, weisen aufgrund der geringen Lichteinstrahlung einen niedrigeren Vitamin-C- und Lykopin-Gehalt (= sogenanntes Tomatencarotin) auf. Auf der anderen Seite sind es die Gewächshauskulturen, die dafür sorgen, dass wir auf ein ganzjähriges Angebot an frischem Gemüse zurückgreifen können – wenn auch mit einem geringeren Gehalt an antioxidativen Radikalfängern. Als Orientierungshilfe für den bewussten Einkauf sind an erster Stelle frische Produkte der Jahreszeit aus ökologischem Anbau empfehlenswert (allein der Umwelt zuliebe!), gefolgt von konventioneller Ware vom Wochenmarkt oder aus dem Gemüseladen. Der oftmals überlagerten Supermarktware ist erntefrisch gefrostetes Tiefkühlgemüse auf jeden Fall vorzuziehen.

info Der größte Vitaminverlust bei Gemüse erfolgt in der Regel durch unsachgemäße Lagerung. So verliert zum Beispiel Spinat schon nach zwei Tagen Lagerung bei Zimmertemperatur rund 70 Prozent an Vitamin C. Im Kühlschrank gelagert verliert er im selben Zeitraum nur 33 Prozent.

Zusätzliche Vitaminverluste vermeiden

Ähnliches gilt auch für Gemüsekonserven: Wenn die Rohware – wie in der Konservenindustrie üblich – schon wenige Stunden nach der Ernte verarbeitet ist, kann trotz der Hitzeeinwirkung der Vitamingehalt noch höher sein als bei Rohware, die beim Händler (zu) lange gelagert und im Haushalt »frisch« zubereitet wurde. Von Vorteil ist, dass die Vitamingehalte nach Hitzesterilisierung und bei Tiefkühllagerung praktisch konstant bleiben.

Egal, ob erntefrisch, kühl oder bei Raumtemperatur gelagert, sterilisiert oder tiefgekühlt, die Vitaminverluste beim Kochen oder Aufwärmen im Haushalt müssen noch hinzugerechnet werden. Entsprechende Zubereitungsempfehlungen (zum Beispiel dünsten, mit Biss garen, im Wok zubereiten) sind also wichtig. Viele gesundheitsfördernde sekundäre Pflanzenschutzstoffe sind schließlich ebenso sensibel wie Vitamine.

Roh ist nicht immer besser

Die Forderung nach weitestgehender Naturbelassenheit bedeutet nicht, dass alle Lebensmittel völlig unverarbeitet verzehrt werden sollten. Bestimmte Lebensmittel sind unerhitzt giftig oder ungenießbar wie etwa Hülsenfrüchte. Hier ist das Erhitzen unbestritten notwendig. In anderen Fällen werden die Lebensmittel durch das Erhitzen bekömmlicher, oder ihre Inhaltsstoffe können besser ausgenutzt werden.

Beta-Carotin aus Möhren und Lykopin aus Tomaten sowie Kartoffelstärke aus Kartoffeln sind beispielsweise für den Organismus erhitzt viel besser verfügbar, als wenn Sie diese Lebensmittel roh essen. Außerdem bilden sich durch Hitzeeinwirkung typische Geschmacksstoffe.

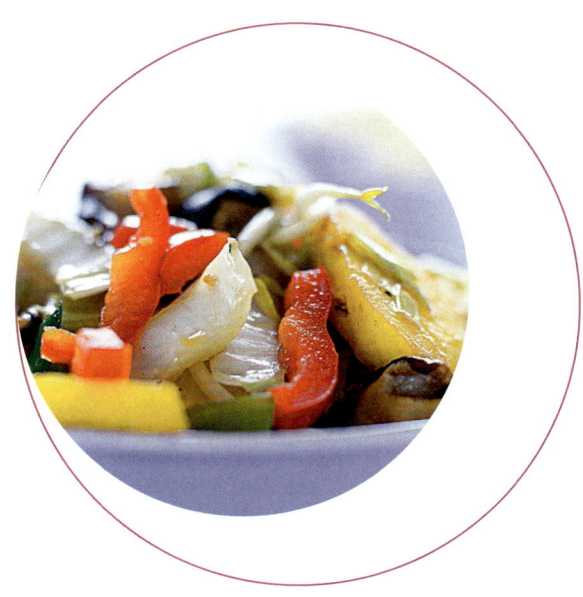

Genießen Sie täglich eine Portion frisch zubereitetes Gemüse

Zu guter Letzt schützt Erhitzen auch vor pathogenen, das heißt krank machenden Mikroorganismen oder Parasiten. Speziell Blattgemüse sollten Sie allerdings als Rohkost essen. Ihre Inhaltsstoffe – besonders Folsäure – reagieren besonders empfindlich auf Hitze.

Besser geschützt mit vegetarischer Ernährung?

Grundsätzlich ist eine Küche zu empfehlen, die Gemüse, Obst sowie anderen pflanzlichen Lebensmitteln einen großen Platz im Speiseplan einräumt. In der gesundheitlichen und kulinarischen Bewertung ganz oben stehen die traditionelle Kochweise der Mittelmeerländer und die asiatische – vorzugsweise die japanische und thailändische – Küche. Herzschutz, Krebsvorbeugung und Essvergnügen werden dabei perfekt vereint.

Wenn man sich die Empfehlungen des WCRF (siehe Kapitel 4) anschaut, wird deutlich, dass nicht nur Gemüse und Obst, sondern pflanzliche Lebensmittel überhaupt den größten Anteil in unserem Speiseplan ausmachen sollen. Eine vegetarische Orientierung ist eindeutig erkennbar. Tierische Lebensmittel – insbesondere Milch und Milchprodukte sowie Meeresfisch – werden zu erwünschten Beilagen. Fleisch, Wurst, Eier, Käse und Fisch spielen aber nicht die Hauptrolle bei den Mahlzeiten.

Nicht alle Vegetarier ernähren sich gleich

Die Beweggründe für eine vegetarische Ernährung können gesundheitlicher, religiöser, weltanschaulicher, ethisch-moralischer und ökologisch-ökonomischer Art sein. Oft ist diese Ernährung integriert in einen bewussten Lebensstil (Verzicht auf Rauchen, vermehrte körperliche Aktivität), der wohl insgesamt den gesundheitlichen Vorteil ausmacht.

Gemeinsam ist den alternativen Ernährungsformen eine freiwillige Einschränkung bei der Nahrungswahl mit unterschiedlicher Ausprägung. Meist betrifft dies Fleisch und Fleischwaren, Weißmehlerzeugnisse und Zucker sowie sogenannte Convenience-Produkte. Je stärker das Nahrungsspektrum eingeschränkt ist, desto mehr Sorgfalt muss man auf die Auswahl und Zusammenstellung der Lebensmittel legen.

info *Unter Convenience-Produkten versteht man industriell vorverarbeitete Lebensmittel, so dass Küchenarbeitszeit im Privathaushalt eingespart werden kann. Diese Produkte haben einen höheren Bearbeitungsgrad als Rohware. Sie werden vor allem gerne in der Gemeinschaftsverpflegung eingesetzt.*

Studienergebnisse bei Vegetariern zeigen, dass sich gemäßigte Vegetarier, die gelegentlich sogar Fleisch und Fisch verzehren, für die gesündere Ernährungsweise entschieden haben. Ein völliger Verzicht auf Fleisch und Fisch ist also aus gesundheitlichen Gründen nicht notwendig. Die vegane Ernährung, die auf alle tierischen Lebensmittel verzichtet, kann sogar zu Mangelerscheinungen führen. Davon betroffen sind besonders Kinder und Jugendliche, Senioren und Leistungssportler sowie schwangere und stillende Frauen.

Welche Nährstoffe können ins Defizit geraten?

Kritische Nährstoffe sind vor allem Vitamin B_{12}, Vitamin D, Kalzium, Eisen, Zink, Selen und Jod. Erwachsene können grundsätzlich durch die Kombination von Getreide und Hülsenfrüchten ihre Eiweißversorgung sichern. Veganern, die sich jedoch hauptsächlich von Rohkost ernähren, gelingt es nicht einmal, diesen Mindeststandard zu erfüllen, da man Hülsenfrüchte nicht roh verzehren kann. Eine ausschließliche Rohkosternährung kann auf Dauer auch die energetischen Bedürfnisse, das heißt den Kalorienbedarf eines Menschen im Wachstum und bei körperlicher Arbeit nicht decken.

Rohkost – oder besser Frischkost – sollte die täglichen Mahlzeiten mitgestalten und aufwerten, aber nicht die einzige Nahrung überhaupt darstellen. Übrigens: Die Nutzung des Feuers erweiterte das Nahrungsspektrum und die Nährstoffverfügbarkeit für den Menschen ganz erheblich und gilt nicht zuletzt als die entscheidende Voraussetzung für die Entwicklung der menschlichen Esskultur

Vegetarisch essen – pro und contra

Vorteile:

- Wer überwiegend pflanzliche Proteinquellen wie Getreide, Kartoffeln und Hülsenfrüchte auf seinen Speiseplan setzt, nimmt dadurch automatisch mehr Kohlenhydrate, Vitamine, Mineralstoffe und Ballaststoffe auf. Gemüse und Obst sind zudem reich an gesundheitsfördernden Pflanzenstoffen.

- Die Ernährung kann insgesamt kohlenhydratreich und fettarm gestaltet werden.

- Aufgrund des größeren Nahrungsvolumens wird die Sättigungswirkung erhöht und Übergewicht vorgebeugt.

- Unverarbeitete pflanzliche Lebensmittel haben meist eine geringere Energiedichte.

Nachteile:

- Der Verzicht auf Milch und Milchprodukte gefährdet die Versorgung mit Kalzium, Vitamin D und Vitamin B_2.

- Wer Fleisch und Fisch völlig aus seiner Ernährung streicht, verzichtet auf die sichersten Eisen-, Zink-, Selen- und Jodlieferanten sowie auf eine genügende Aufnahme langkettiger Omega-3-Fettsäuren.

- Die Nährstoffe aus tierischen Lebensmitteln sind für den Stoffwechsel oft besser verfügbar als die aus pflanzlichen Produkten.

- Vitamin B_{12} ist in ausreichender Menge nur in tierischen Lebensmitteln vorhanden.

→ Fazit:

In der Praxis hat sich das Konzept der sogenannten Mischkost am besten bewährt, wobei mengenmäßig der Schwerpunkt auf den pflanzlichen Lebensmitteln liegen sollte. Wegen der geringen/günstigen Energiedichte sind vor allem Gemüse, Salate und wasserreiches Obst sowie kernige Vollkornprodukte und Hülsenfrüchte empfehlenswert. Wer laktovegetabil isst und gelegentlich Meeresfisch genießt, kann durchaus auf Fleisch und Wurst verzichten. Je vielseitiger der Speiseplan ist, desto sicherer ist die Nährstoffversorgung, und der Genuss kommt ebenfalls nicht zu kurz.

Die vegetarischen Kostformen

Es gibt drei Varianten der vegetarischen Ernährung:

- die rein vegane Kost, die jegliche Nahrung tierischer Herkunft ausschließt

- die laktovegetabile Kost, bei der Milch und Milchprodukte die pflanzliche Ernährungsgrundlage ergänzen

- die ovolaktovegetabile Kost, bei der neben den pflanzlichen Lebensmitteln auch Milch, Milchprodukte und Eier verzehrt werden

überhaupt. Die (ovo-)laktovegetabile Kost, die neben pflanzlichen Lebensmitteln Milch, Milchprodukte und Eier mit einbezieht, ist vollwertig. Empfehlenswert ist zusätzlich ein Meeresfischgericht pro Woche. Wer sich so ernährt, führt seinem Körper genügend Energie und lebenswichtige Nährstoffe sowie gesundheitsfördernde Schutzstoffe zu.

Reicht unsere Nahrung noch aus?

Die Sorge, ob unsere Nahrung noch genügend Nährstoffe enthält, betrifft auch den Gehalt an lebensnotwendigen Mineralstoffen, das heißt sowohl an Mengen- als auch an Spurenelementen. Die Ausstattung der Nahrungspflanzen damit kann nur so gut sein wie der Gehalt dieser Elemente und die Verfügbarkeit im Boden. Davon können Magnesium, Selen, Zink und Jod betroffen sein. Auch die Höhe des Vitamingehalts in sogenanntem »frischem« Gemüse im Supermarkt nach langer Lagerzeit ist fraglich. Vitamine sind zwischen Ernte und Verzehr einer wahren Gefahrenstrecke vitaminmindernder Risikofaktoren wie Sauerstoff, Licht und Wärme ausgesetzt. Die Einwirkungszeit wirkt sich dabei zusätzlich nachteilig aus. Wasserlösliche Mineralstoffe und Vitamine können darüber hinaus bei der Be- und Verarbeitung beziehungsweise Zubereitung der pflanzlichen Lebensmittel ausgelaugt werden.

info   Ein Nahrungsergänzungsmittel ist rechtlich gesehen laut Nahrungsergänzungsmittel-Verordnung ein »Lebensmittel, das dazu bestimmt ist, die allgemeine Ernährung zu ergänzen«. Die erlaubten Inhaltsstoffe sind darin ebenfalls genau aufgeführt.

Umsetzung im Alltag

Die meisten Gründe für ein mögliches Nährstoffdefizit erweisen sich als hausgemacht. Der beschriebenen Idealernährung steht vielfach die tatsächliche Umsetzung im Alltag gegenüber. Nicht immer haben wir genügend Möglichkeiten, die Vorgaben der Ernährungswissenschaftler einzuhalten. Oft ist auch das Wissen darum eingeschränkt oder nicht vorhanden.

Die Gründe für Mängel bei der Routinekost sind daher sehr vielfältig:
• fehlendes Ernährungsbewusstsein
• Zeitmangel
• ein hoher Anteil an Fast Food und Fertigprodukten
• häufiges Essen außer Haus
• ein hoher Verarbeitungsgrad der Lebensmittel
• ungünstige und lange Lagerung von Gemüse und Salat im Lebensmittelhandel
• ein teilweise geringer Gehalt an Spurenelementen in pflanzlichen Lebensmitteln aufgrund jod-, selen- und zinkarmer Böden
• mangelnde Sorgfalt bei der Zubereitung der Speisen
• häufiges Diäthalten

Fazit: In unserem alltäglichen Leben ist ein Nährstoffmangel oft schon vorprogrammiert. Hinzu kommen bei manchen Betroffenen Einschränkungen bei der Lebensmittelauswahl aufgrund individueller Unverträglichkeiten. Was von den oben genannten Einflussfaktoren geändert werden kann, hat natürlich Vorrang vor einer Gabe von Nahrungsergänzungsmitteln.

Für wen sind Nahrungsergänzungsmittel sinnvoll?

Oft hat man den Eindruck, dass diejenigen, die sich am wenigsten Gedanken um ihre Ernährung machen, am häufigsten auf Nahrungsergänzungsmittel zurückgreifen beziehungsweise am meisten davon profitieren würden. Tatsächlich kann man aber nicht von einer generellen »Kaschierungstaktik« in der Bevölkerung sprechen. Im Gegenteil, vor allem Gesundheitsbewusste oder Personen, die ihren Gesundheitszustand als nicht zufriedenstellend betrachten, nehmen Nahrungsergänzungsmittel ein. In der Wissenschaft ist man sich einig, dass der gezielte Einsatz von Nahrungsergän-

info Die orthomolekulare Medizin nutzt ausschließlich Substanzen, die sowohl in der Nahrung als auch in unserem Körper ganz natürlich vorkommen. Es sind Mikronährstoffe wie Vitamine und Mineralien, die der Körper nicht selbst herstellen kann.

zungen bei sogenannten Risikogruppen sinnvoll ist. Zu diesen zählen beispielsweise Personen, die über längere Zeit eine Reduktionsdiät machen, die bestimmte Magen- und Darmerkrankungen oder einen erhöhten Nährstoffbedarf haben (z. B. Schwangere und Stillende), sowie Senioren und alle, die sich, aus welchen Gründen auch immer, einseitig ernähren. Auch eine regelmäßige Medikamenteneinnahme kann einen Mehrbedarf an bestimmten Vitaminen und Mineralstoffen und damit eventuell eine Nahrungsergänzung erforderlich machen.

Es versteht sich von selbst, dass Nahrungsergänzungsmittel kein Alibi für fehlendes Bemühen um eine ausgewogene Ernährung sein dürfen. Sinnvoll angewendet erleichtern sie aber eine optimale Nähr- und Schutzstoffversorgung. Ebenfalls muss man sich auch vor Augen führen, dass bestimmte Nahrungsinhaltsstoffe in den zum Teil höheren erforderlichen, präventiven und diätetischen Dosierungen mit dem normalen Essen nicht immer in ausreichender Menge zugeführt werden können. Das kann zum Beispiel auch die im Rahmen der Krebsprävention sinnvollen langkettigen Omega-3-Fettsäuren (EPA/DHA) sowie das in seiner Wirkungsvielfalt immer weiter erforschte Vitamin D betreffen. Schließlich kann eine Nahrungsergänzung verständlicherweise umso mehr ausrichten, je besser sie in

> *info*   *Eine sichere Empfehlung ist die Aufnahme der genannten Mikronährstoffe innerhalb einer abwechslungsreichen Ernährung, in der der Schwerpunkt auf pflanzlichen Lebensmitteln ergänzt durch Meeresfisch liegt.*

ihrer Zusammensetzung auf die jeweilige Lebens- und Belastungssituation des Einzelnen abgestimmt ist. Lebensalter und Geschlecht, Beruf und sportliche Aktivitäten, Gesundheitszustand, Genussmittelkonsum, Stress, Ernährungsweise, Medikamenteneinnahme und Umwelteinflüsse (unter anderem freie Radikale) etc. sind Faktoren, die dazu führen, dass der Nährstoffbedarf und die Nährstoffversorgung von Mensch zu Mensch variieren. In der orthomolekularen Medizin spricht man deshalb von biochemischer Individualität, da jeder Mensch ein individuelles »Nährstoff-Umfeld« hat.

Genauso wie wir zukünftig von personalisierter Ernährung sprechen, wird es wichtig sein, eine individualisierte Nahrungsergänzung zu entwickeln, die den reellen Bedürfnissen und Stoffwechselbedingungen des Einzelnen gerecht wird. Bei der personalisierten Ernährung ist es das Ziel, Ernährungsempfehlungen je nach genetischer Veranlagung und Risikokonstellation zu geben. Derart maßgeschneidert sollen sie sich daher von einer allzu pauschalen »Allerweltskost« abheben. Die wissenschaftliche Erforschung läuft über die Namen Nutrigenetik und Nutrigenomics. Ähnliche Überlegungen treffen auch für eine individualisierte Nahrungsergänzung zu, denn eins schickt sich bekanntlich nicht für alle.

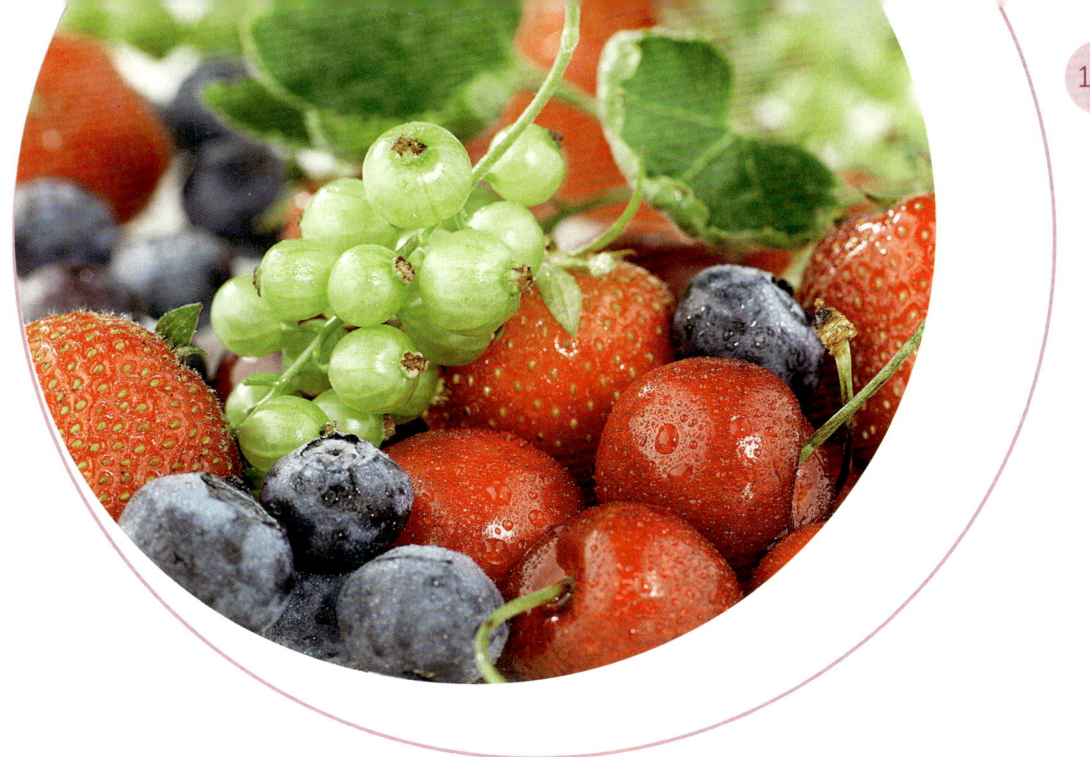

Beerenfrüchte sind in ihrem Schutzpotenzial unschlagbar und isolierten Einzelfrüchten in Nahrungsergängzungsmitteln überlegen

Nahrungsergänzung und Krebs

Im aktuellen Ratgeber »Medikamente bei Krebs« der Stiftung Warentest finden sich zusätzliche Hinweise zur Gabe von Nahrungsergänzungen und eine Bewertung der aktuellen Studienlage. Zunächst wird starken Rauchern von einer isolierten Einnahme von Beta-Carotin, Vitamin C und Vitamin E abgeraten, da es Hinweise auf ein dadurch erhöhtes Risiko für Lungenkrebs gibt. Ob große Mengen an Vitamin C Nebenwirkungen einer Chemo- und Strahlentherapie verringern können, ist noch unklar. Derzeit wird in den USA in einer großangelegten Studie geprüft, ob eine Vitamin-E-Gabe Prostatakrebs vorbeugen kann. Endgültige Ergebnisse werden erst im Jahr 2013 erwartet. Auch bei Folsäure, die die Häufigkeit von Darm- und Brustkrebs verringern soll, lässt die Studienlage noch keine konkreten Empfehlungen zu. Bei den Spurenelementen ist es zunächst Selen, das in verschiedenen Studien Effekte auf die Krebshäufigkeit gezeigt hat. In welchen Dosen es am besten schützt, wird zurzeit noch untersucht. Zink ist wesentlich für die Funktionstüchtigkeit des Immunsystems (Ausbildung der T-Zellen im Blut). Es bestehen Hinweise darauf, dass Prostatakrebs bei Selen- und Zinkmangel häufiger auftreten kann. Achtung: Zink beeinträchtigt die Aufnahme von Selen, deshalb sollten bei einer eventuellen Einnahme beide Spurenelemente mit einem großen zeitlichen Abstand aufgenommen werden, zum Beispiel Zink morgens und Selen abends oder umgekehrt.

Im Überblick: Tipps für eine rundum gesunde Lebensweise

Der WCRF empfiehlt Nahrungsergänzungsmittel in eher zurückhaltender Form. Berechtigterweise – denn Tatsache ist, dass Gemüse wie zum Beispiel Paprika und Früchte wie beispielsweise Zitronen mehr als nur große Vitamin- und Flavonoidtabletten sind. Anders als Nahrungsergänzungsmittel bieten Gemüse, Obst, Hülsenfrüchte und Vollkornprodukte nach wie vor durch ihr gesamtes Spektrum an Inhaltsstoffen einschließlich Ballaststoffen und Wasser vor allem auch eine ausgezeichnete Sättigungswirkung und ein echtes Ess- und Genusserlebnis.

Verlassen Sie sich nicht auf einzelne, zum Teil sogar problematisch hochdosierte Wirkstoffe in Form von Ergänzungspräparaten! Eine grundlegende Kursänderung bei den täglichen Ernährungsgewohnheiten ist der bessere und auf Dauer erfolgversprechende Weg. Individuelle (Teil-)Ergänzungen sind im persönlichen Bedarfsfall nicht ausgeschlossen. Hinzu kommt, dass Einzelstoffe nicht dieselben gesundheitsfördernden Wirkungen haben können wie die komplette Nähr- und Schutzstofftruppe. Diese präsentiert sich in Form eines abwechslungsreichen Speiseplans mit über 50 Nährstoffen und weitaus mehr als 10.000 sekundären Pflanzenstoffen. Vermutlich sind auch der Grad der Ausnutzung (Bioverfügbarkeit) sowie die Vermeidung von Ungleichgewichten als Folge der hohen Zufuhr von Einzelsubstanzen bei einem ausgewogenen und gemischten Ernährungskonzept weitaus sicherer und besser handhabbar.

info *Gerade am Beispiel der Antioxidanzien zeigt sich, dass sie gemeinsam als Teamplayer erfolgreich in der Radikalabwehr sind. So können sie sich gegenseitig unterstützen und nach getaner Arbeit wieder in ihrem Schutzpotenzial regenerieren. Das betrifft die Vitamine C und E sowie das Spurenelement Selen und bestimmte sekundäre Pflanzenstoffe.*

Dämpfend in Bezug auf die Zuversicht und den Optimismus, Nahrungsergänzungsmittel grundsätzlich zur Krankheitsprävention zu empfehlen, hat sich in jedem Fall die aktuelle Studienlage dazu erwiesen. Die Wirksamkeit von Nahrungsergänzungsmitteln mit Antioxidanzien wird kontrovers diskutiert. Während eine vermehrte Aufnahme von Antioxidanzien in Form von Gemüse und Obst eindeutig das Risiko für eine ganze Reihe von Erkrankungen mindert, kann das für isolierte Substanzen in Nahrungsergänzungsmitteln nicht bestätigt werden. Was auch immer den Gesundheitsvorteil einer Ernährung mit reichlich Gemüse und Obst ausmacht, sie kann nicht durch isolierte Einzelsubstanzen oder Vitaminsupplemente ersetzt werden. Umso erfreulicher ist es, dass es genug greifbare Empfehlungen gibt, deren wissenschaftliche Bestätigung nicht mehr auf sich warten lässt.

Die wichtigsten TIPPS für eine
GESUNDE LEBENSWEISE

- **Rauchen** Sie nicht.

- Bleiben Sie so schlank wie möglich mit einem Body-Mass-Index (BMI) im Bereich von 19 bis 25.

- Seien Sie täglich für mindestens 30 bis 60 Minuten körperlich aktiv.

- Essen Sie nur **wenig energiedichte Lebensmittel** und meiden Sie zuckerreiche Getränke (auch in Form von Fruktose/Fruchtzucker).

- Essen Sie vor allem pflanzliche Lebensmittel. Greifen Sie fünfmal am Tag zu Gemüse und Obst und bevorzugen Sie Vollkornerzeugnisse.

- Reduzieren Sie den Konsum von rotem Fleisch und Fleischwaren auf maximal 500 Gramm pro Woche. Das entspricht etwa drei Portionen Fleisch à 120 Gramm und drei Portionen Wurst und Schinken à 30 Gramm.

- Trinken Sie **höchstens ein bis zwei Gläser alkoholischer Getränke** am Tag. Ein Glas entspricht 10 bis 15 g reinen Alkohols. Frauen sollten sich an der unteren Grenze orientieren.

- Begrenzen Sie Ihren Salzkonsum aus allen Quellen auf unter 6 Gramm pro Tag. Das entspricht ungefähr einem Teelöffel Salz – und dazu gehört auch das schon vorhandene Salz in Lebensmitteln.

Vgl. DGE, Ernährungsbericht 2008: »Für die individuelle Krebsprävention heißt das, sich auf eine Ernährung mit viel Obst und Gemüse (650 g/Tag) mit vielen ballaststoffreichen Vollkornprodukten und moderatem Verzehr von rotem Fleisch und Fleischwaren (gemäß den 10 Regeln der DGE etwa 300-600 g/Woche) umzustellen.«

Literatur

AID (Hrsg.): Gesund mit Obst und Gemüse. Sekundäre Pflanzenstoffe. Bonn, 2004.

Aign, W. et al.: Die große GU Nährwert Kalorien Tabelle Neuausgabe 2008/2009. München, 2008.

Adlercreutz, H., Mazur, W. (1997): Phytooestrogens and Western Diseases. Annals of Medicine 29: S. 95–120.

Arens-Azevedo, U., Bonrath, Th., Peters, U.: Blickpunkt Ernährung. Troisdorf, 2003.

Beliveau, R., Gingras, D.: Krebszellen mögen keine Himbeeren. München, 2007³.

Biesalski, H.-K., et al. (Hrsg.): Ernährungsmedizin. Stuttgart, 2004².

Bingham, S. A. (2003): Dietary Fibre in Food and Protection against Colorectal Cancer in the European Prospective Investigation into Cancer and Nutrition (EPIC): An Observational Study. Lancet 361: S. 1496–1501.

Boeing, H., et al. (2007): Stellungnahme der Deutschen Gesellschaft für Ernährung e. V.: Obst und Gemüse in der Prävention chronischer Erkrankungen. Ernährung 9: S. 410–413.

Brockhaus Ernährung: Gesund essen, bewusst leben. Mannheim, 2008.

Bundesinstitut für Risikobewertung (2005): Beta-Carotin in Nahrungsmitteln. Stellungnahme Nr. 019/2005 des BfR vom 8. März 2005.

Calle, E. E., Kaaks, R. (2004): Overweight, Obesity and Cancer. Nature Reviews on Cancer 4: S. 579–591.

Campbell, T. C.: The China Study. Dallas, 2005.

Cao Y., Cao, R. (1999): Angiogenesis Inhibited by Drinking Tea. Nature 389 (6726): S. 381.

Deutsche Gesellschaft für Ernährung (Hrsg.):
    – Ernährungsberichte 1996, 2000, 2004 und 2008.
    – D-A-CH Referenzwerte für die Nährstoffzufuhr. Frankfurt, 2000.
    – Beratungs-Standards. 8. Krebserkrankungen, Bonn, 2001.
    – DGE-Info 2 und 4, 2003.

Deutsches Krebsforschungszentrum (Hrsg.):
– Krebsforschung heute. Steinkopff, Darmstadt, 2002.
– Diverse Pressemitteilungen. Heidelberg 2002 und 2003.
Deutsche Krebsgesellschaft e. V. (2006): Krebsprävention in Deutschland. Beilage zu: Prävention von Krebs – Aktueller Stand und wirksame Strategien.

Folkman, I. (1995): Angiogenesis in Cancer, Vascular, Rheumatoid and Other Disease. Nature Medicine 1: S. 27–31.
Fröleke, H.: Kleine Nährwerttabelle der Deutschen Gesellschaft für Ernährung e. V., 43., überarbeitete und aktualisierte Auflage, 2005.
Fröleke, H., Wirths, W.: Kleine Nährwerttabelle. DGE e. V., Frankfurt 2006.

Gao, X., et al. (2005): Curcumin Differentially Sensitizes Malignant Glioma Cells. Journal of Experimental Therapeutics and Oncology 5 (1): S. 39–48.
Grossarth-Maticek, R. et al: Ganz einfach gut leben. Krebsvorbeugung mit Leib und Seele. Trostberg, 2006.

Hahn, A., Ströhle, A., Wolters, M.: Ernährung. Stuttgart, 2005.
Hamm, M.: Die 13 Wächter. Lebensmittel, die das Krebsrisiko senken. München, 2003.
Hamm, M.: Food Medizin. München, 2009.
Hamm, M.: Vital mit Soja, Neustadt, 2004.
Hamm, M., Cremer, M., und Zeuch, B.: Vegamin-Power. Bioaktive Schutzstoffe aus Obst, Gemüse & Co. Hannover, 2007.
Hamm, M., Neuberger, D.: Omega-3 aktiv. Gesundheit aus dem Meer. Hannover, 2008[2].
Hedelin, M., et al. (2006): Dietary Phytoestrogen, Serum Enterolacton and Risk of Prostate Cancer: the Cancer Prostate Sweden Study. Cancer Causes and Control 17: S. 169–180.

Kasper, H.: Ernährungsmedizin und Diätetik. München, 2004[10].

Miller, G., et al.: Whole-Grain Micronutrients, 2005.

Paget, S. (1889): The Distribution of Secondary Growth in Cancer of the Breast. Lancet 1: S. 571–573.

Pischon, T., et al. (2007): Primärprävention maligner Tumoren durch Ernährung: Epidemiologische Evidenz. Aktuelle Ernährungsmedizin 32: S. 31–40.

Rabast, U., Kluthe, R., Kasper, H. (Hrsg.): Ernährung und/oder Medikament – Möglichkeiten und Grenzen der Ernährungsmedizin. Freiburg, 2001.
Rabast, U. (2004): Sekundäre Pflanzenstoffe und Antioxidanzien. Ihre Bedeutung in der Prävention maligner Tumoren. Internistische Praxis 44: S. 915–927.
Rabast, U. (2008): Lebensverlängerung durch Ernährungseinflüsse? Medizinische Welt (3–4): S. 73–82.

Servan-Schreiber, D.: Das Anti-Krebs-Buch. München, 2008.
Schmitt, R., Homm, S.: Handbuch Anti-Aging & Prävention. Marburg, 2008.
Souci, S. W., et al.: Der kleine Souci/Fachmann/Kraut. Lebensmitteltabelle für die Praxis. Stuttgart, 2004.
Stahl, W.: Lykopin. In: Praxishandbuch Functional Food, 16 akt. Lfg. 09/2004, S. 5.
Stiftung Warentest (Hrsg.): Medikamente gegen Krebs. Berlin, 2008.
Strube, H. (2007): Obst und Gemüse in der Krebsprophylaxe scheinen überschätzt. Niedersächsisches Ärzteblatt 12: S. 27–28.

Watzl. B., Leitzmann, C.: Bioaktive Substanzen in Lebensmitteln. Stuttgart, 2005[3].
WCRF/AICR: Food, Nutrition, Physical Activity and the Prevention of Cancer: A Global Perspective. Washington D.C., 2007.
WCRF-Report: Empfehlungen zur Krebsprävention (2007). forum.ernährung heute. März 2008.
Weltkrebsforschungsfonds: Ernährungs- und Gesundheitsempfehlungen zur Krebsprävention, 2001.
Willett, W.: Eat, Dink and Be Healthy. The Harvard Medical School Guide to Healthy Eating. New York, 2002.
Wollowski, I., et al. (2001): Protective Role of Probiotics and Prebiotics in Colon Cancer. American Journal of Clinical Nutrition 73 (2): S. 451–455.

Zänker, K. S., et al. (2001): Genistein and Daidzein: Mode of Action and Bioavailability as Chemopreventiv Agents in a Soy-Enriched Diet. Deutsche Zeitschrift für Onkologie 33: S. 37–44.

Adressen

Bei den folgenden Adressen erhalten Sie Infos und Tipps zu gesunder Ernährung allgemein:

Deutsche Gesellschaft für Ernährung
e. V. (DGE)
Godesberger Allee 18
53175 Bonn
Telefon: 02 28/37 76-600
Telefax: 02 28/37 76-800
E-Mail: webmaster@dge.de
Internet: www.dge.de

aid infodienst
Verbraucherschutz, Ernährung,
Landwirtschaft e. V.
Heilsbachstr. 16
53123 Bonn
Telefon: 02 28/84 99-0
E-Mail: aid@aid.de
Internet: www.aid.de

Verband für Unabhängige Gesund-
heitsberatung e. V. (UGB)
Sandusweg 3
35435 Wettenberg
Telefon: 06 41/8 08 96-0
Telefax: 06 41/8 08 96-50
E-Mail: info@ugb.de
Internet: www.ugb.de

Bei diesen Adressen finden Sie weitere Informationen zu Krebserkrankungen:

Deutsche Krebshilfe e. V.
Buschstr. 32
53113 Bonn
Telefon: 02 28/7 29 90-0
Telefax: 02 28/7 29 90-11
E-Mail: deutsche@krebshilfe.de
Internet: www.krebshilfe.de

(auf Englisch)
World Cancer Research Fund
International (WCRF)
19 Harley Street
London, W1G 9QJ
E-Mail: international@wcrf.org
Internet: www.wcrf.org

Deutsche Krebsgesellschaft e. V.
Tiergarten Tower
Straße des 17. Juni 106-108
10623 Berlin
Telefon: 0 30/3 22 93 29-00
Telefax: 0 30/3 22 93 29-66
Internet: www.krebsgesellschaft.de

Register

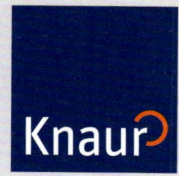
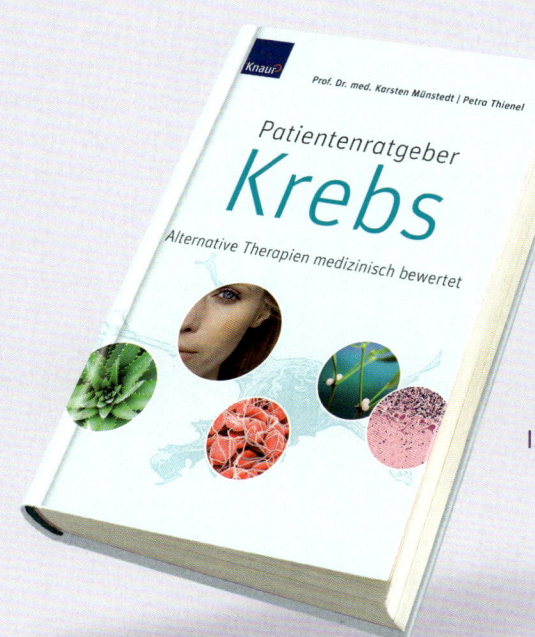

**Bibliografische Information der
Deutschen Nationalbibliothek**

Die Deutsche Nationalbibliothek verzeichnet diese
Publikation in der Deutschen Nationalbibliografie;
detaillierte bibliografische Daten sind im Internet über
http://dnb.d-nb.de abrufbar.

© 2009 Knaur Ratgeber Verlag
Ein Unternehmen der Droemerschen Verlagsanstalt
Th. Knaur Nachf. GmbH & Co. KG, München
Alle Rechte vorbehalten.

Wichtiger Hinweis

Die im Buch veröffentlichten Ratschläge wurden von
Verfasser und Verlag mit größter Sorgfalt erarbeitet und
geprüft. Eine Garantie kann jedoch nicht übernommen
werden. Ebenso ist eine Haftung des Verfassers bzw. des
Verlages und seiner Beauftragten für Personen-, Sach-
oder Vermögensschäden ausgeschlossen.

Bitte besuchen Sie uns auch im Internet unter
der Adresse:

www.knaur-ratgeber.de

Projektleitung: Kathrin Gritschneder, Nadine Widl
Fachredaktion: Ulrike Tanzer
Bildredaktion: Markus Röleke
Bildnachweis
Umschlagvorderseite: Claudia Fillmann
Umschlagrückseite: Stockfood/Peter Rees (oben);
Claudia Fillmann (u. li.); Photoalto (u. re.)
Umschlagaußenklappen vorne: Claudia Fillmann (oben);
Brigitte Sporrer (unten)
Umschlagaußenklappen hinten: Brigitte Sporrer
Umschlaginnenklappen vorne: Stockfood / James
Carriere
Übrige Fotos: Corbis/Andrew Brookes S. 10; Claudia
Fillmann S. 8-9, 32-33, 52-53, 106-107, 132-133; Image
100 S. 27; Silvia Lammertz S. 117; Mauritius Images /
Zen Shui S. 15; Panthermedia/ A.Gojaz S. 7; Photoalto/
S. 57; Pixtal S. 65; Brigitte Sporrer S. 34, 43, 47, 51, 103,
108, 134, 143; Stockfood / Klaus Arras S. 99 / Leigh
Beisch S. 97 / Stefan Braun S. 139 / Stephen Caraccio
S. 73 / James Carriere S. 54 / Clive Champion S. 131 /
Susie M. Eising S. 21, 127 / Foodcollection S. 149 /
FoodPhotography S. 29 / FoodPhotogr. Eising S. 93 /
Free-Imagination S. 111 / Winfried Heinze S. 85 / Dave
King S. 37 / Jo Kirchherr S. 81 / Caroline Martin S. 69 /
Michael Paul S. 61 / W. Reavell S. 25 / Peter Rees S. 89 /
Armin Zogbaum S. 77, 123 /
Illustrationen: Ingrid Schobel, München S. 17, 20, 24
Herstellung: Sandra Hacke
Umschlaggestaltung: ki 36 Visuelle Kommunikation /
Claudia Fillmann
Layout: ki 36 Visuelle Kommunikation / Claudia Fillmann
Satz: Sandra Hacke
Reproduktion: Repro Ludwig, A-Zell am See
Druck und Bindung: Firmengruppe APPL, aprinta druck,
Wemding
Printed in Germany

ISBN 978-3-426-64839-1

5 4 3 2 1